JN214385

21世紀の
慢性透析治療法を
革命しよう 第5集

目で見て判る
「長時間透析と自由食」

食塩と血圧の新しい関係

－最近の Na 代謝の知見から見た透析患者の高血圧の新解釈
とその臨床応用：尿毒素説の提案—

代表執筆者

かもめクリニック

内科 金田 浩 　 臨床工学技士 西山敏郎

共同執筆者

かもめクリニック 内科

大和田一範　片寄功一　金田史香　髙木　裕　梅本光明

名古屋大学大学院医学系研究科 病態内科学講座 腎臓内科学

今泉貴弘　菱田　学　岡崎雅樹

東京医学社

金田　浩博士の論説を推奨する

東北大学名誉教授　　吉永　馨

　このたび私の年来の畏友，金田　浩博士が長年の研究をまとめて出版しました。これを出版すべきか否か，私に相談がありました。私は原稿を熟読し，「とうとう完成したな」と感じました。彼の研究は前々から知っており，時に相談に乗ったこともあるからです。そしてこの論文を江湖に発表すべしと推薦しました。

　金田　浩博士は，大学卒業後虎の門病院で修行し，当時は最先端だった腎不全の透析療法を身につけました。その頃は透析施設も多くはなく，透析の専門医は極めて少なかったのです。

　福島県いわき市の「いわき共立病院」は規模の大きな総合病院で，英邁な院長は新しい医学をどんどん導入していました。金田博士は院長の要望に応じてこの病院に赴任し，透析施設を創設し，その主任医師に就任しました。

　私（吉永）は東北大学にあって，腎臓や高血圧を研究していました。時々研究会を開き，東北各地の医師に参加を呼びかけていました。金田博士はそれに応じて研究会に参加し，自分の研究も発表しました。こうして私は金田博士と知り合い，その知識の深さと研究心の旺盛さに強い印象を受けました。市中病院にあって，これだけの研究者は少ないのです。これは大物になるな・・・と感じたものでした。

　金田博士は常に患者さんのために最善の治療を目指しました。そのためにあらゆる努力をしました。腎不全患者における高血圧の問題，食塩制限の問題，透析方法の選択，合併症の予防，その他何でも研究しました。特に彼が注目したのは食塩と高血圧の問題でした。

　透析患者には厳しい食塩制限をかけるのが当時の常識でした。これは患者にとってかなり厳しい制限です。食塩制限食は味付けがないに等しく，全然おいしくありません。

　一方で食塩は必ずしも高血圧と関係しない。食塩を多く摂取しても血圧が上がらない人もある。多く摂ると上がる人を「食塩感受性がある」と言い，上がらない人を「感受性がない」と言います。食塩感受性はどうして決まるのか。腎不全患者は一般に食塩感受性であるが，これをなくする方法はないのか・・・。

　彼は世界の文献を調べ，その種の研究をしている人と文通し，何度かその人と

直接討論するために外国まで行っています。こうして彼は外国に数人の知己を得ています。

金田博士は食塩と高血圧に関して自分でも種々の研究をし，透析時間を長くすると食塩感受性が減弱，ないし消失するのを実証しました。以後，長時間透析をルチン化し，極めて良好は成績を得ています。そして食塩と血圧の関係をあらゆる角度から検討し，ついに一定の結論に到着したのです。この本は，その集大成であります。

彼の結論は，自身の経験，自身の研究を主とし，広く文献を渉猟し，そこからの知識も折り込み，総合した結論であります。細部まで実証したわけではなく，推論の部分もあります。推論の部分は今後の実証を待たねばなりませんが，科学は常に妥当な仮説を立て，それを後から実証することで進歩します。金田博士がこの本に開陳した考えはやがて確実なものとなるでありましょう。

ともあれ，この本は臨床的に相当な意義があります。読んで金田博士のやり方を取り入れれば，透析の効果が上がります。また，読者が研究者なら，この本から多くの研究上の示唆を得ることができるでしょう。私は，この本を日本の透析医や透析技術者に広く読んで頂きたいと思い，これを推薦する次第であります。

長時間透析と金田　浩先生

名古屋大学大学院医学系研究科腎臓内科学教授　丸山彰一

　金田　浩先生が長年に渡る独自の「長時間透析」に関する臨床経験と食塩感受性高血圧に関する深い考察から導かれた画期的な論説を出版という形で公表されることとなりましたこと，心よりお祝い申し上げます。

　金田先生が長時間透析に取り組まれていることは講演会などで以前から存じ上げておりましたが，親しく交流させていただくようになったのはここ5年程です。日本における透析患者の予後は海外と比較すると格段に良いことは DOPPS 研究などからも明らかです。しかし残念ながら，一般の方と比較して依然死亡率は高く生活の質（QOL）は低いのが現状です。この原因は，透析患者の低栄養と持続する炎症状態にあることが提唱されています。これは，栄養障害（Malnutrition）・慢性炎症状態（Inflammation）・動脈硬化（Atherosclerosis）の頭文字を取って MIA 症候群と呼ばれています。また最近は，透析患者の低栄養状態を表す概念として Protein Energy Wasting（PEW）という言葉も提唱されています。実際，多くの透析患者は透析歴が長くなるにつれ痩せて動脈硬化が進行していきます。私自身も透析患者に対しては，何よりもしっかり食べることが重要だと説明していますが，同時に体重増加を抑えるために塩分制限に留意するよう指導しています。しかし，十分な栄養摂取と塩分制限は実際には大変困難であり，従来の透析には行き詰まりを感じていました。

　そんな折，金田先生のご講演をきっかけに，かもめクリニックを見学させていただく機会に恵まれました。金田先生の行っている長時間透析の効果はひと目で分かりました。透析中の患者さんたちの肌の色艶が良く，やせ細った人が誰もいないのです。私は大きな衝撃を受けました。そして，透析患者の PEW を解決するためには，「長時間透析」が現状最適な解決法ではないかと感じ，金田先生に共同研究を申し込みました。「長時間透析」の良さを，科学的に証明したいと思ったからです。大変ありがたいことに，金田先生はその場ですぐにご快諾いただき，今日まで全面的に協力してくれています。これまでの検討で，「長時間透析」においては，透析導入後に体重増加がみられる方の予後がよいこと，特に高齢者で生命予後が良いことが明らかになっています。今後さらに「長時間透析」の良さを証明していきたいと考えています。

　さて，金田先生が実践している透析は単なる「長時間透析」ではなく，「食事制限を一切しない長時間透析」です。長時間透析患者では日常の血圧が正常化するばかりでなく，低下してしまうことが観察されます。通常の慢性維持透析患者は常に若干の塩分・水分過多状態にあることが知られています。よって，長時間透析によって塩分・水分バランスが是正されると血圧が正常化することは理解できるのですが，より低下する機序は分かりませんでした。今回の論説では，この問題に切り込み，文献的考察を経て，金田先生独自の理論を提唱されています。皮膚・筋肉に存在する浸透圧的非活性 Na の存在と，高浸透圧に反応した TonEBP を介して VEGF-C が産生され皮膚のリンパ管増生が鍵となる因子です。こうした理論は最近大変注目されていますが，長時間透析患者においてどのような状態になっているのかはこれまで誰も解明できていません。今回，金田先生はこの課題に関して，大胆かつ魅力的な仮説を提唱されています。私はその高い見識と的確な考察に深く感銘を受けました。私はこの「大いなる仮説」を今後科学的に検証し，エビデンスを示して行きたいと考えています。

　この本の出版に際し，いつまでも枯れることのない金田先生の強い情熱に触れ，私自身もひとりの研究者あるいは臨床医として金田先生とともに透析患者の高血圧に関する課題に取り組んでいく覚悟をあらたに致しました。今後，金田先生の「長時間透析」が益々発展していくことをお祈り申し上げます。

CONTENTS

目　次

目で見て判る「長時間透析と自由食」

Ⅰ

はじめに
"疑問"がすべての始まりです

■「透析患者の高血圧の正常化」は食塩制限によるものではなく，「透析時間の延長」によるものではないかと疑問を抱きました。

スクリブナー医師[1]は，1992年のシャラ医師の論文[1]の巻頭において，透析患者における「高血圧の正常化」が動脈硬化（atherosclerosis）の合併症による死亡を遅らせるか，あるいは，防止することを述べています。

このように，透析患者における「高血圧の正常化」は透析患者の生命予後を左右する重要な要因の1つです。

無尿の透析患者は，「食塩」を摂ると喉が渇き水を飲み体重が増加します。この「増加した体重」が高血圧を起こすと考えられています。すなわち，透析患者の高血圧は，元々は，"食塩の摂取が原因で起こる"ということになります。

この考え方を"食塩説"と呼ぶことにします。

"食塩説"が世界中で広く信じられている中で，筆者が"食塩説の正当性"に強い疑問を抱いたのは「1992年のシャラ医師の論文[1]」を読んだ1997年のことでした。

次いで「1998年のシャラ医師の新しい論文[2]」を読んでから，食塩説に対して，"疑問から明確な反対"に変わりました。

1998年のシャラ医師の論文[2]は，同一施設の同一の透析患者群において，ほぼ同一の1日の食塩摂取量とすると，5時間透析では52.4%の患者が降圧薬を必要としたのに対して，8時間透析では0.8%の患者のみが降圧薬を必要としました。

降圧薬の服用率の52.4%と0.8%の差異は，1日の食塩摂取量の差異によるものではありません。降圧薬の服用率の差異は透析時間によるものでした。透析時間が短いと降圧薬の服用率は大となり，透析時間が長いと降圧薬の服用率は小となります。

これらの成績から，筆者は，透析患者の高血圧の原因が"透析時間の大幅な延長により除かれる高血圧を起こす物質（尿毒素)"によるものではないかと疑問を抱きました。もしも，透析患者の高血圧の原因が"尿毒素"であるならば，食塩の制限は不要になります。

そこで，約21年前の1998年から「長時間透析と食塩制限の大幅な緩和」治療を開始しました。

筆者の抱いた疑問は的中しました。

現在は，「1回6〜8時間の長時間透析＋健康家族と同じ自由食＋低血液流量（200 mL/min 以下の低QB)」治療を行っています。

この治療結果を，症例を用いて具体的に説明します。

11 症例を提示します。11 名の患者様には筆者の申し出を快く受けて頂きました。心から感謝申し上げます。

透析患者さんや患者さんのご家族および医療者（医師・看護師・臨床工学技士・栄養士）の皆様にお読み頂きたいと希望します。

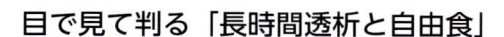

目で見て判る「長時間透析と自由食」

1 「高血圧の正常化と体重増加」を示した 深夜 8 時間透析の 26 症例

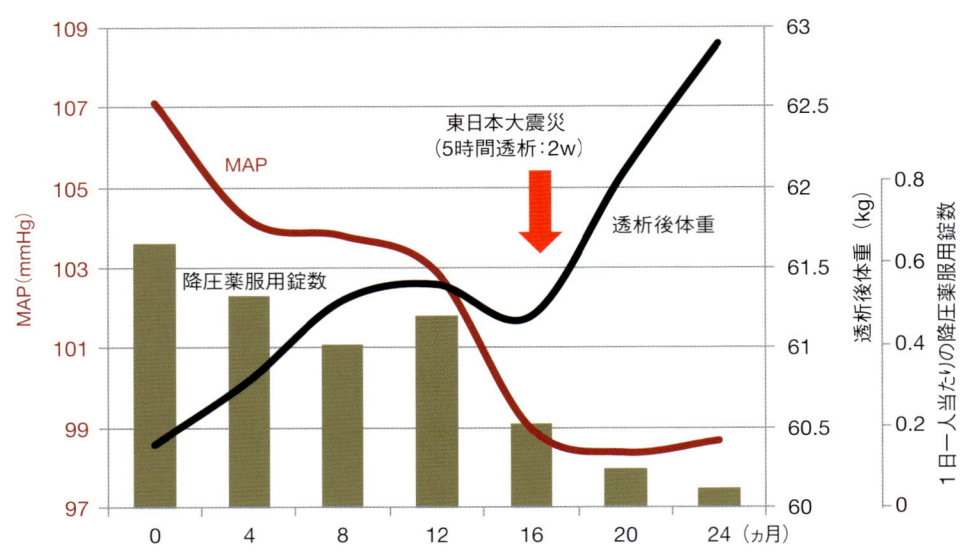

26 名の 深夜 8 時間透析患者の 「平均血圧（MAP）と透析後体重および 1 日一人当たりの降圧薬服用錠数」

●● **26 症例の特徴** ●●

「長時間透析＋自由食＋低 QB」の治療効果の特徴

1．平均血圧（MAP）が徐々に低下～正常化します。

2．降圧薬服用錠数の減量～中止が可能になります。

3．透析後体重は，東日本大震災の時期を除くと，ほぼ直線的に増加しました。

「長時間透析＋自由食＋低 QB」の治療効果の特徴は「高血圧の正常化と体重増加（栄養失調の改善）」を同時に達成できることです。

2 「高血圧の正常化と体重増加」を示した 非糖尿病透析症例

症例①

「深夜 8.0 → 8.5 時間透析」により「高血圧の正常化と体重増加」を示した 1 症例

51 歳，男性，IgA 腎症

病歴

1992 年	健康診断で尿蛋白陽性を指摘されました。
	しかし，高血圧は認めませんでした。
1998 年	腎生検で IgA 腎症と診断されました。
2004 年 2 月	3×4 hrHD/w の血液透析に導入されました。
2014 年 12 月	当院で 3×8 hrHD/w の深夜透析に移行しました。
2017 年 1 月	高血圧が改善しないため透析時間を 0.5 時間延長し「8.0 → 8.5 時間」としました。透析時間の延長後血圧は徐々に低下しました。
2017 年 12 月	すべての降圧薬を中止しました。

通算，約 14 年間の降圧薬の服用歴に終止符を打つことができました。

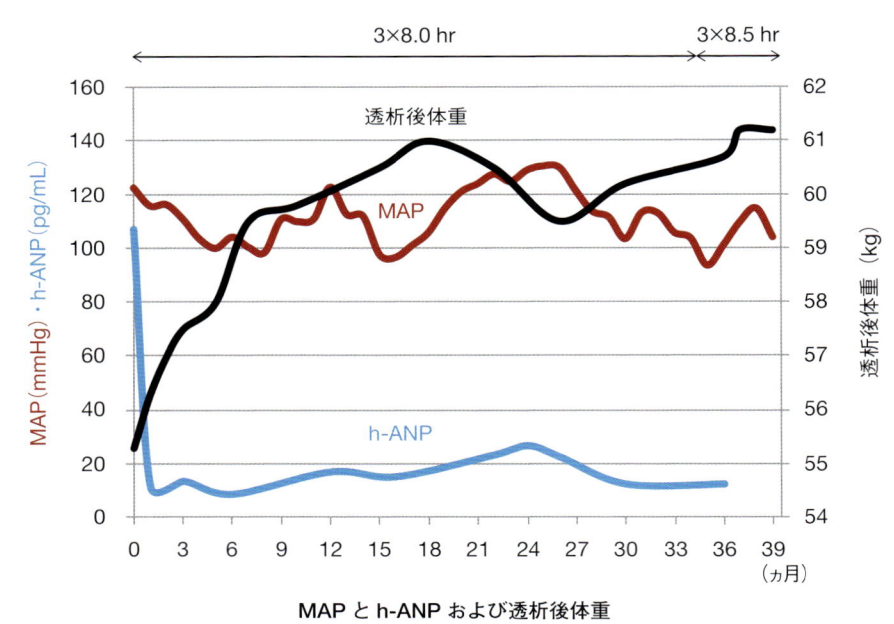

MAP と h-ANP および透析後体重

51歳・男性・IgA腎症：身長168.0cm・透析後体重61.2kg・
Δ透析後体重＋9.6％・BMI 21.7・Δ BMI＋9.6％
前 alb3.6mg/dL・後 alb3.4mg/dL（補正値 3.7mg/dL）

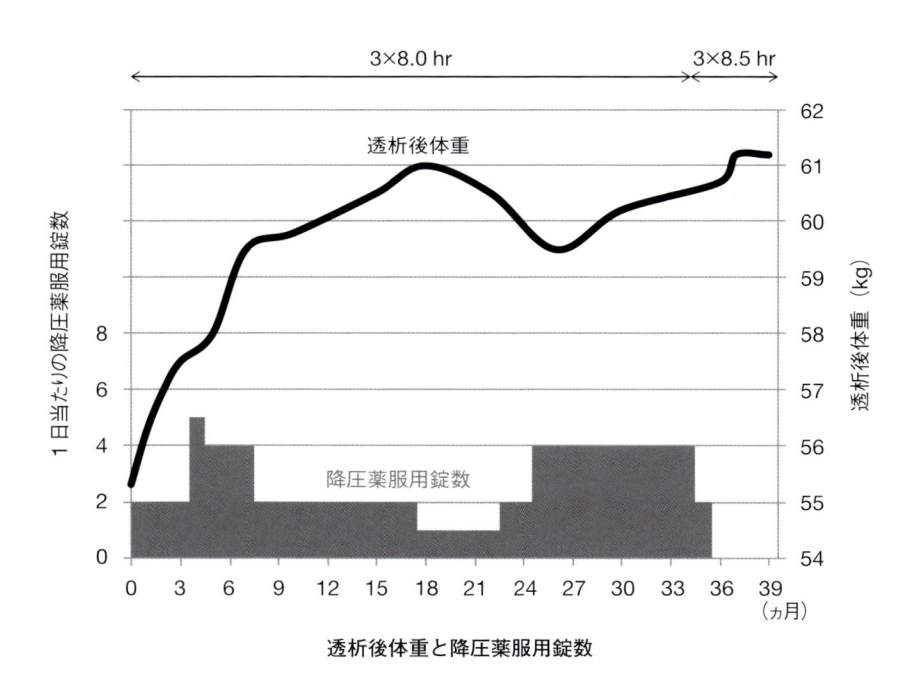

透析後体重と降圧薬服用錠数

1日の経口薬服用錠数の変化

	前	後
降圧薬	5 ディオバン 40 mg×2 ノルバスク 5 mg×2 カルデナリン 2 mg×1	0
P 吸着薬	9 ホスブロック 250 mg×6 ホスレノール 250 mg×3	3 ホスレノール 250 mg×3
Ca 受容体作動薬	0	2 レグパラ 25 mg×2
高 K 血症治療薬	0	0
VD$_3$	0	0
小計	**14**	**5**
その他	1 アレジオン 10 mg×1	1 アレジオン 10 mg×1
合計	15	6

●● 症例 1 の特徴 ●●

1. 深夜長時間透析（3×8 hrHD/w）により患者の高血圧は持続し，降圧薬を減量〜中止できませんでした。

2. 「8.0 → 8.5 時間透析（3×8.5 hrHD/w）」へ 0.5 時間の透析時間を延長することにより，降圧薬を全面的に中止できました。

3. 長時間透析へ移行時の透析後体重は 55.3 kg で，39 カ月後には 61.2 kg まで透析後体重は 5.9 kg 増加しました。
   5.9 kg の透析後体重増加にもかかわらず，体液量の指標である h-ANP は長時間透析移行前は 100 pg/mL 以上ありましたが，長時間透析に移行 2 カ月後から正常化しました。

症例②

「高血圧の正常化と体重増加および ESA 製剤（エリスロポエチン製剤）の長期間の中止」に成功した 1 症例

57 歳，男性，CN

病歴

小児期より，扁桃腺炎を繰り返していました。

1986 年（26 歳）　尿蛋白陽性が判明し腎生検を受け慢性腎炎と診断されました。

1994 年（34 歳）　腎機能の低下を指摘されました。

2002 年 8 月　　　血清クレアチニン 11.0 mg/dL にて，他施設で血液透析（3×4 hrHD/w）に導入されました。

2003 年 3 月初旬　二次性副甲状腺機能亢進症のため，副甲状腺全摘と一部の筋肉内移植術を受けました。

2003 年 3 月末　　他施設から当院へ転院しました。

＊健康時（30 〜 31 歳）の体重は 82 kg，身長は 178 cm

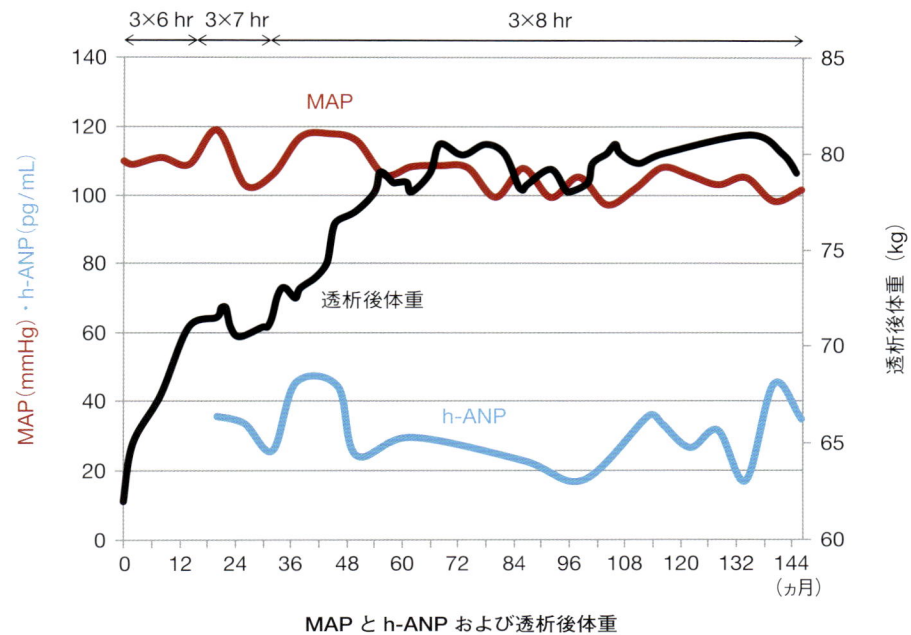

MAP と h-ANP および透析後体重

57 歳・男性・慢性腎炎：身長 178.0 cm・透析後体重 79.0 kg・
Δ透析後体重＋21.5%・BMI 24.9・Δ BMI＋21.5%
前 alb 3.9 mg/dL・後 alb 3.8 mg/dL

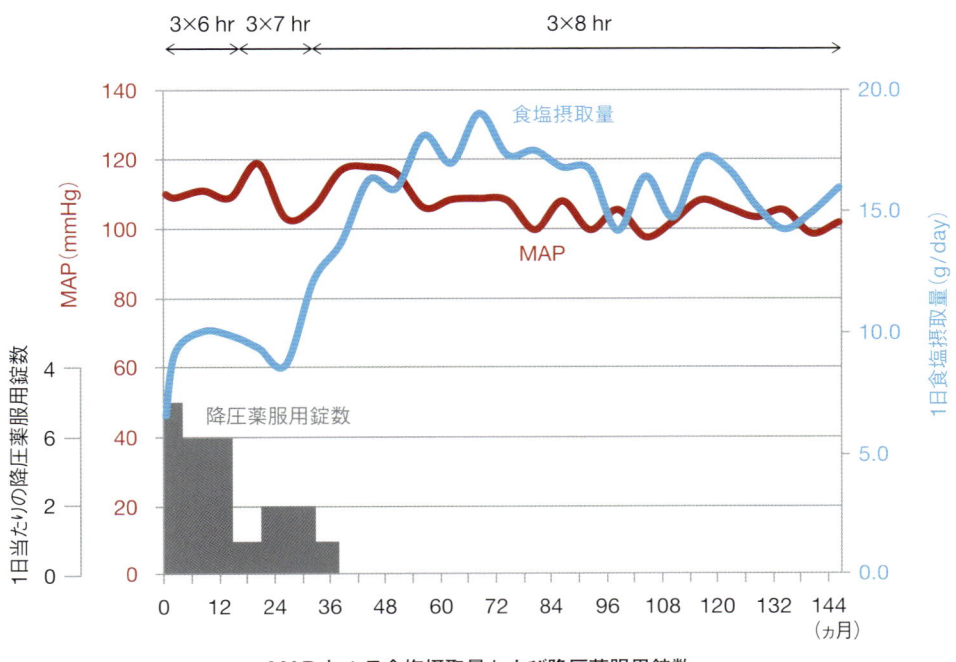

MAP と 1 日食塩摂取量および降圧薬服用錠数

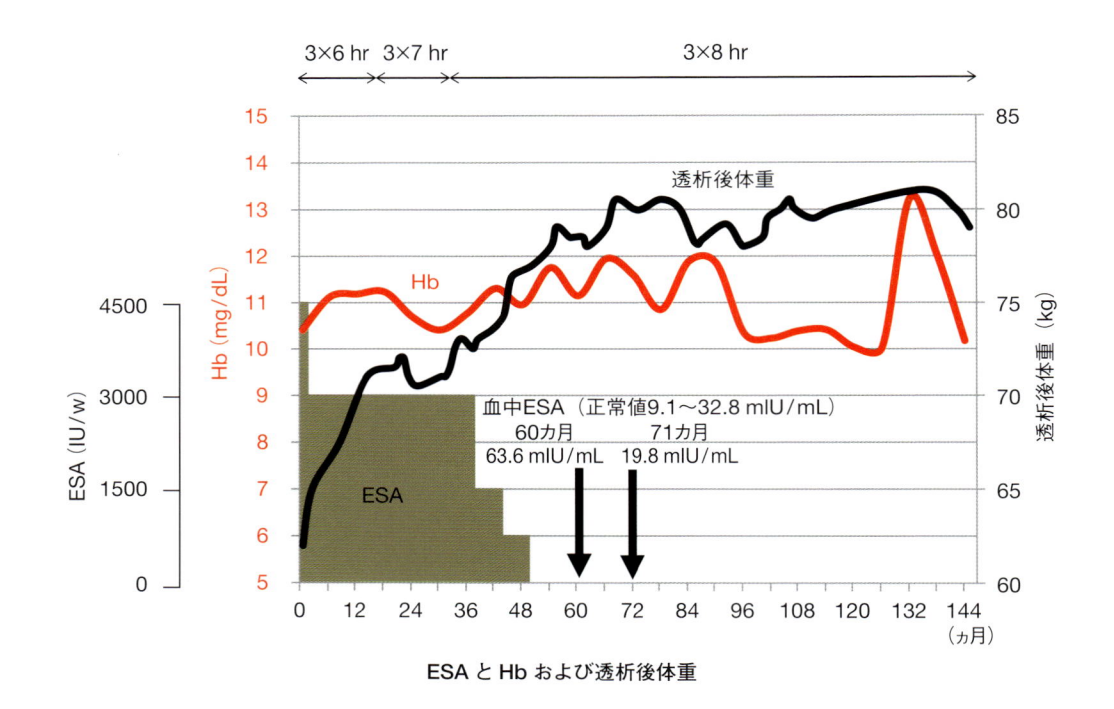

ESA と Hb および透析後体重

1日の経口薬服用錠数変化

	前	後
降圧薬	5 ディオバン 40 mg×1 アダラート CR 40 mg×1 ブロプレス 8 mg×1 エースコール 2 mg×1 アダラート L 20 mg×1	0
P 吸着薬	12 カルタン 500 mg×12	9 ホスブロック 250 mg×9
高 K 血症治療薬	0	0
VD₃	2 ロカルトロール 1μg×2	1 ロカルトロール 0.5μg×1
小計	**19**	**10**
その他	5 ザイロリック 100 mg×1 ザンタック 150 mg×1 メバロチン 10 mg×1 ワイパックス 0.5 mg×1 リーゼ 5 mg×1	1 レンドルミン 0.25 mg×1
合計	24	11

●● 症例 2 の特徴 ●●

1. 長時間透析開始 3 ～ 12 年後まで，降圧薬を全面的に中止することができました。

2. 患者の 1 日の食塩摂取量は，安定期の 3×8 hrHD/w において，15 g 前後でした。無尿の透析患者の 1 日の食塩摂取量の計算は簡便法[3]により「透析間体重増加量」から計算します。

   1 日の食塩摂取量＝（1 週間の透析間体重増加量の合計（kg）/7）×8.2（透析間体重増加量の 1 kg は「8.2 g」の食塩を含んでいます。）

3. 透析後体重は 62.0 kg から徐々に増加し，12 年後には 79.0 kg まで 17.0 kg 増加し，健康時の体重（82.0 kg）近くまで回復しました。

4. 12 年間に 17.0 kg の体重が増加したにもかかわらず，体液量の指標である h-ANP は正常範囲内を維持しました。

5. ESA 製剤（エリスロポエチン製剤）は長時間透析を開始約 4 ～ 12 年後まで全面的に中止することができました。ESA 製剤中止後の Hb は 10 ～ 13 mg/dL を維持しました。長時間透析開始 60 カ月後と 71 カ月後に測定した血中 ESA 値はともに正常でした。

症例③

「高血圧の正常化と体重増加およびすべての経口薬の約2年間に及ぶ全面中止」に成功した1症例

80歳，男性，腎硬化症

病歴

1984年	会社の検診で高血圧，高脂血症，高尿酸血症を指摘されました。
1987年頃	腎機能が徐々に低下しました。
2010年 1月	高度の食思不振を契機として血液透析（3×7 hrHD/w）に導入となりました。
2011年10月	腰部脊柱管狭窄症に罹患しました。
2015年 8月	腰部脊柱管狭窄症に対して，腰椎後方除圧術を受けました。
2016年11月	経口薬を全面的に中止しました。
2017年 9月	MAP が 120 mmHg 以上に上昇したため，3×8 hrHD/w → 4×6 hrHD/w に移行し，MAP は 120 mmHg 以下に低下しました。

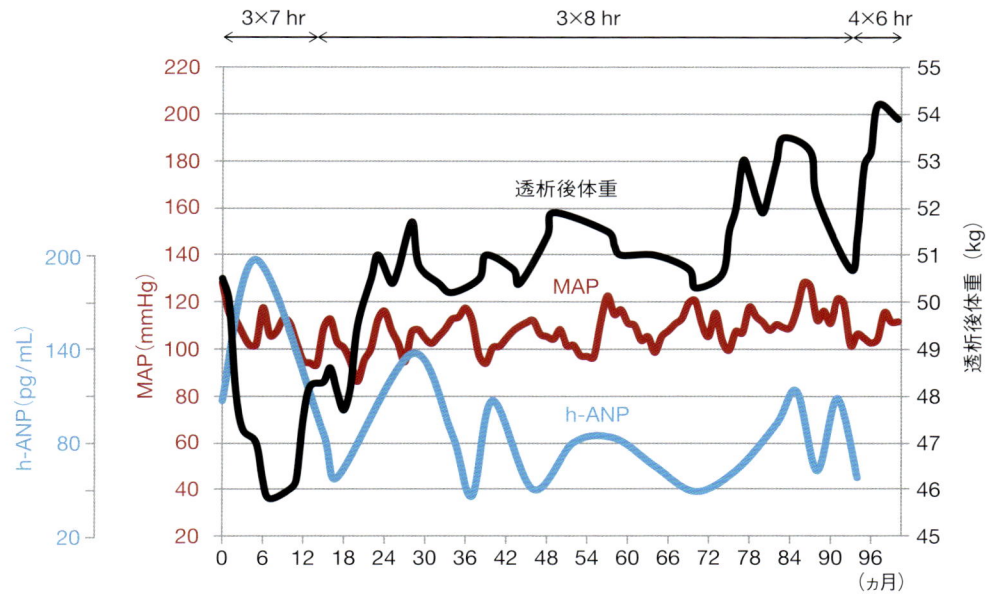

MAP と h-ANP および透析後体重

80歳・男性・腎硬化症：身長160.0cm・透析後体重53.9kg・
Δ透析後体重＋6.3％・BMI 21.1・Δ BMI＋6.3％
前 alb 3.7mg/dL・後 alb 3.5mg/dL（補正値 3.8mg/dL）

1日の経口薬服用錠数の変化

	前	後
降圧薬	3 ブロプレス 8mg×2 ノルバスク 5mg×1	0
P 吸着薬	0	0
高 K 血症治療薬	3 カリメート 5g×3	0
VD$_3$	0	0
小計	**6**	**0**
その他	2 メバロチン 10mg×1 ザイロリック 100mg×1	0
合計	8	0

●● **症例3の特徴** ●●

1. MAP は長時間透析導入前 120 mmHg 以上ありましたが，導入後は 120 mmHg 以下に安定しました。92 カ月目に感冒を契機として体重減少と高血圧を認め，3×8 hrHD/w から 4×6 hrHD/w に変更しました。MAP は 120 mmHg 以下に安定し，透析後体重も 3.2 kg 増加しました。

2. 長時間透析に導入 82 カ月後から約 2 年間降圧薬を含むすべての経口薬を中止することができました。注射薬は，二次性副甲状腺機能亢進症に対してオキサロール 2.5 μg×2/w と腎性貧血に対して ESA 750 IU×3/w を使用しています。

Ⅱ 目で見て判る「長時間透析と自由食」

症例④

週4回の長時間頻回透析により「高血圧の正常化と体重増加および著明な QOL の改善」に成功した高齢（87 歳）透析患者の1症例

87 歳，男性，腎硬化症（NS）

病歴

30 歳代から高血圧を指摘されましたが，蛋白尿は陰性でした。

1980 年　　　50 歳（健康時）の体重は 70.0 kg でした。

2013 年 1 月　腎硬化症による「腎不全の進展・消化器症状・高血圧」により他院で透析治療（3×4.5 hrHD/w）に導入されました。導入時の体重は 62.5 kg，身長は 162.5 cm でした。

2014 年 3 月　「著明な痩せ」のため，当院へ転院しました。転院時の体重は 42.5 kg でした。

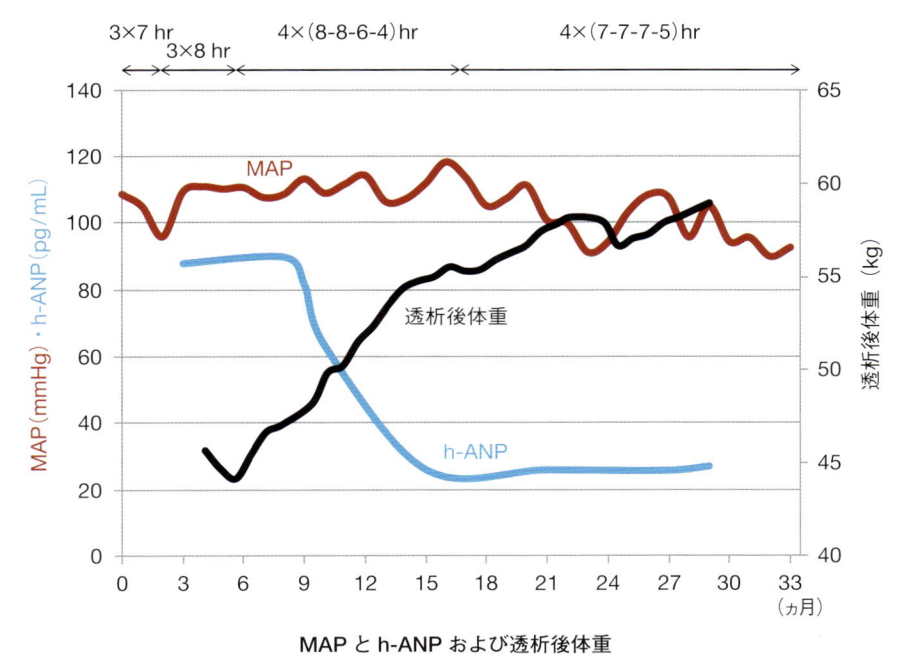

MAP と h-ANP および透析後体重

87 歳・男性・腎硬化症：身長 162.5 cm・透析後体重 61.0 kg・
Δ透析後体重＋28.7%・BMI 23.1・Δ BMI＋28.7%
前 alb 2.9 mg/dL・後 alb 3.3 mg/dL（補正値 3.6 mg/dL）

透析条件の変化

	他院（導入施設）	当院
食事	制限食	自由食
週当たりの透析時間 （hr/w）	13.5	26.0
透析回数と時間	3回 (4.5-4.5-4.5)	4回 (7-7-7-5)
QB （mL/min）	150	100
QD （mL/min）	500	300

体重の推移

1980 年　　　　50 歳，健康時　70.0 kg

2013 年　1 月　透析導入時　　62.5 kg

2014 年　3 月　当院へ転院時　42.5 kg

2017 年 11 月　転院 33 カ月後　61.0 kg

＊身長　162.5 cm

当院での治療前後の 「QOL の変化」

1. 治療前（他院での透析治療：3×4.5 hrHD/w）

　　自宅では，ほとんど臥床状態であった。

　　外出は杖歩行で，外出頻度は少なかった。

　　透析後は車椅子を使用していた。

2. 治療後（当院での透析治療：4×(7-7-7-5) hr/w）

　　1 カ月後：500〜600 m の自力歩行が可能となる。

　　3 カ月後：ダンスを踊る。

　　4 カ月後：ゴルフに行き，1/2 ラウンドをプレイする。

　　20 カ月後：ダンス（1 回 / 週）

　　　　　　　　ゴルフ（1 ラウンド / 月）

1 日の経口薬服用錠数の変化

	前	後
降圧薬	1 アーチスト 2.5 mg×1	0
P 吸着薬	3 カルタン 500 mg×3	0
高 K 血症治療薬	0	0
VD$_3$	1 アルファロール 0.25 μg×1	0
小計	5	0
その他	3 プルセニド 12 mg×2 バイアスピリン 100 mg×1	4 プルセニド 12 mg×2 タケプロン 15 mg×1 マーズレン S 2000 mg×1
合計	8	4

●● 症例 4 の特徴 ●●

1. 健康時（50 歳）の体重が 70 kg，83 歳の体重が 62.5 kg で透析治療に導入されました。「3×4.5 hrHD/w＋食事制限」を 1.1 年間受け透析後体重が「62.5 → 42.5 kg」まで 20 kg 減少しまた。その後，当院へ転院し「週 4 回（7−7−7−5）hrHD/w＋自由食＋低 QB」により 3.8 年後（87 歳）には，透析後体重は「転院時の 42.5 → 61.5 kg」まで 19.0 kg 増加し導入時体重（62.5 kg）に近づきました。

2. 19.0 kg の透析後体重の増加に伴い「自宅での臥床→杖を用いた自力歩行→杖なしの自力歩行→ダンス→ゴルフ 1/2 ラウンド→ゴルフ 1 ラウンド」が可能になりました。体重増加により著明な QOL の改善を見ました。

症例 ⑤

「2×4 hrHD/w（13年間）→ 3×6 〜 8 hrHD/w（20年間）」を合計33年間実施し，「高血圧の正常化と体重増加および透析アミロイドーシスの症状を全く認めていない」1症例

60歳，女性，CN

病歴

1975年	腹痛を主訴として受診し，蛋白尿と血尿が判明しました。
1985年12月	他院で血液透析（2×4 hrHD/w）に導入されました。
1998年12月	当院へ転院し「2×4 hrHD/w（13年間）→ 3×6 〜 8 hrHD/w」へ変更となりました。
2001年 1月	PTxと一部の筋肉内移植術を受けました。
2004年 8月	EF 65.9%,
2012年 5月	第4腰椎すべり症と腰部脊柱管狭窄症に罹患しました。
2008年12月	EF 65.9%
2015年 3月	EF 77.8%
2018年10月現在	「2×4 hrHD/w を 13.0年間 ＋ 3×6 〜 8 hrHD/w を 19.8年間」の合計32.8年間の血液透析を実施していますが，透析アミロイドーシスの臨床症状を全く認めていません。

Ⅱ 目で見て判る「長時間透析と自由食」

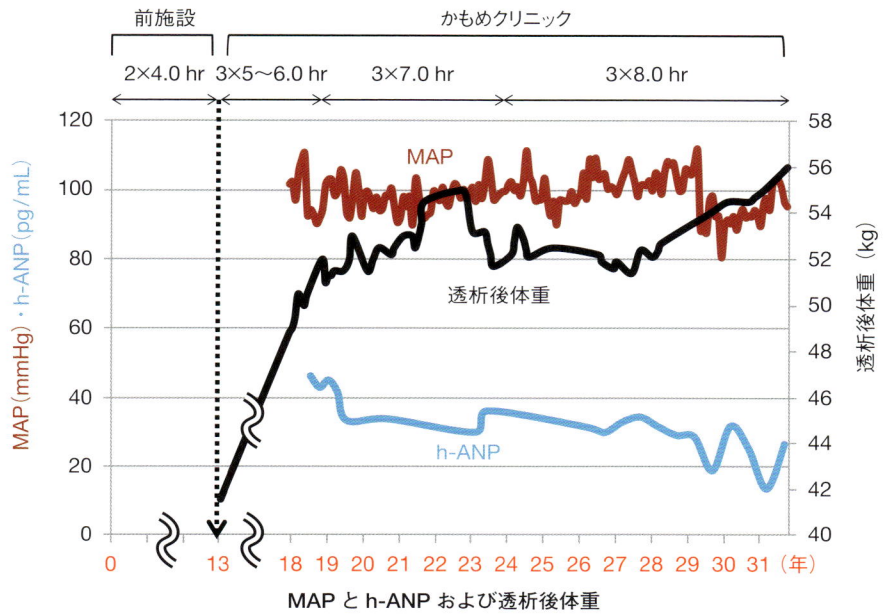

MAP と h-ANP および透析後体重

60歳・女性・身長145cm・透析後体重56kg・
Δ透析後体重＋25.9％・BMI 26.6・Δ BMI＋25.9％
前 alb 4.1mg/dL・後 alb 3.6mg/dL

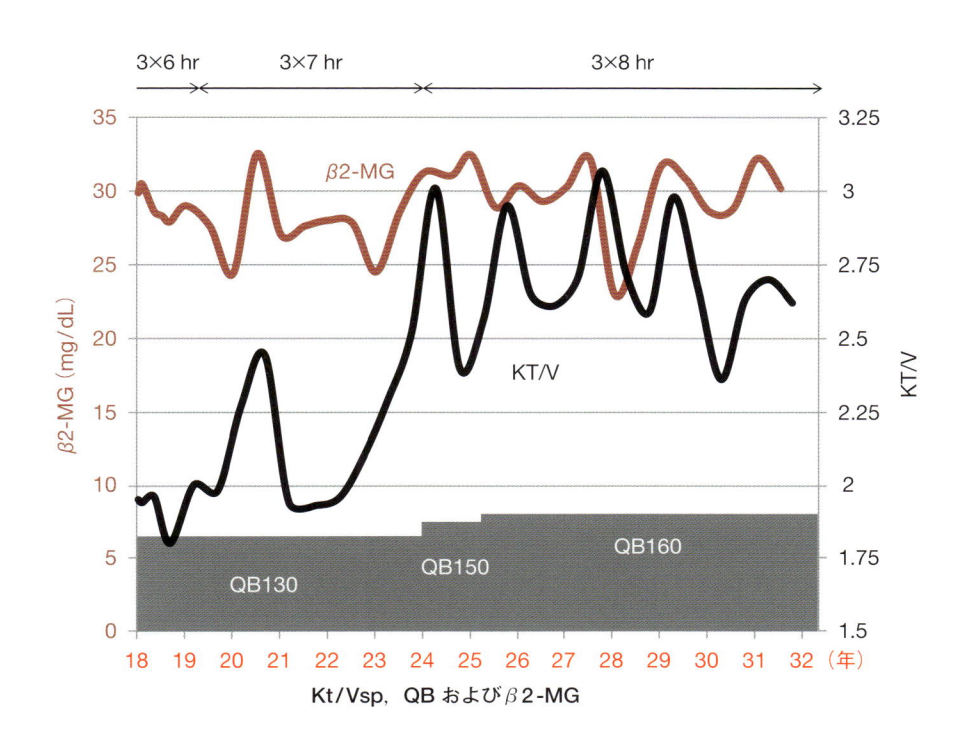

Kt/Vsp，QB および β2-MG

1日の経口薬服用錠数の変化

	前	後
降圧薬	4 ノルバスク 2.5 mg×2 ヒポカ 15 mg×2	0
P吸着薬	3 炭酸カルシウム 4.5 g×3	0
高K血症治療薬	2 カリメート 10 g×2	0
VD$_3$	0	0
小計	**9**	**0**
その他	12 メジコン 15 mg×3 アロシトール 100 mg×1 セルベックス 50 mg×3 プルセニド 12 mg×2 炭酸水素ナトリウム 1.5 g×3	6 リピトール錠 10 mg×2 エパデールS 600 mg×3 ザンタック錠 150 mg×1
合計	21	6

●● **症例5の特徴** ●●

1. 他の施設で「2×4 hrHD/w＋食事制限」を13年間受けました。
   その後，当院で「3×6〜8 hrHD/w＋自由食＋低QB」を20年間実施しました。

2. 健康時（20歳）の体重は42.0 kg，透析導入時の体重は42.0 kg でした。当院へ転院時の体重は41.5 kg で，現在の体重は56.0 kg です。19.8年間に14.5 kg の体重が増加しました。

3. 当院へ転院後，透析後体重は14.5 kg 増加しましたが，h-ANP は正常値を維持し血圧も正常です。

4. 「2×4 hrHD/w＋食事制限」を13年間，さらに「3×6〜8 hrHD/w＋自由食＋低QB」を19.8年間，合計32.8年間の血液透析を実施しています。β2-MG は30 mg/dL 前後と安定しており，透析アミロイドーシスの臨床症状を全く認めていません。

症例⑥

「CAPD（12.3年間）→ 3〜4×6〜8 hrHD/w（20.5年間）」を合計32.8年間実施し，「体重増加」と「透析アミロイドーシスの臨床症状を全く認めていない」1症例

64歳，女性，CN

病歴

1970年（16歳）蛋白尿陽性，腎生検で微小変化群と診断されました。

1982年（28歳）妊娠中毒症に罹患。腎生検で両側皮質壊死が判明。

1986年 2月　CAPDを開始。腹膜炎を繰り返しました。

1998年 6月　CAPDから3×4 hrHD/wに移行しました。

2002年 3月　当院へ転院し3×6〜8 hrHD/wとなりました。

2002年 9月　CAPDのカテーテルを抜去しました。（合計16.5年間留置）

2002年10月　PTxと一部の筋肉内移植術を受けました。

2008年 5月　高血圧性心不全となりました。CTR 60%，EF 56.2%

2014年 1月　隔週の週3回と週4回の8時間透析，10月から4×8 hrHD/w

2018年 1月　CTR 55.8%に改善しました。

2018年 4月　EF 70.6%に改善しました。

2018年10月現在　「CAPD 12.3年間＋HD 20.5年間」の合計32.8年間の透析経験にもかかわらず，透析アミロイドーシスの臨床症状を全く認めていません。

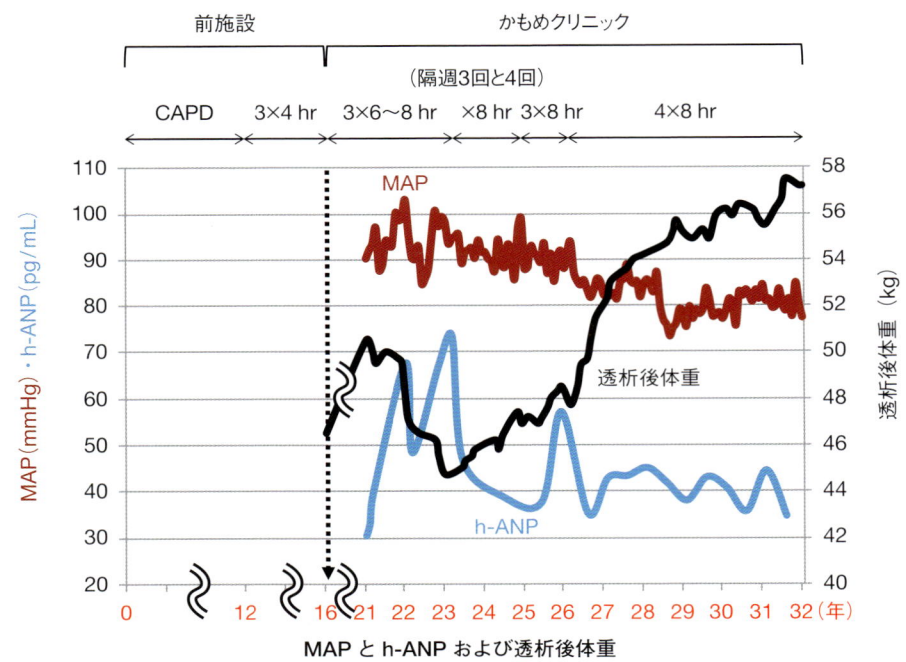

MAP と h-ANP および透析後体重

64 歳・女性：身長 160.5 cm・透析後体重 57.2 kg・
Δ透析後体重＋18.7%・BMI 22.2・Δ BMI＋18.7%
前 alb 3.8 mg/dL・後 alb 3.4 mg/dL（補正値 3.7 mg/dL）

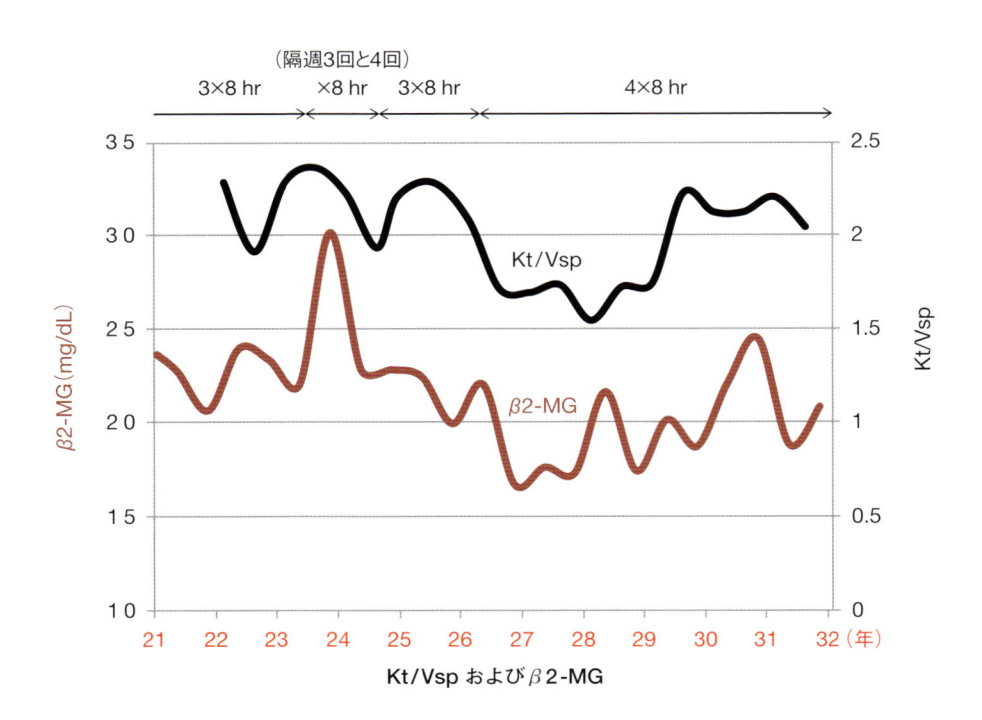

Kt/Vsp および β2-MG

1 日の経口薬服用錠数の変化

	前	後
降圧薬	3 アムロジン錠 5 mg×1 カタプレス錠 75 μg×2	0
P 吸着薬	2 カルタン錠 500×2	0
高 K 血症治療薬	0	0
VD_3	1 アルファロールカプセル 0.5 μg×1	1 アルファロールカプセル 0.5 μg×1
小計	**6**	**1**
その他	12 エパデールカプセル 300×6 ミヤ BM 錠×3 コロネル細粒（83.8％）1.8 g×3	3 ビオスリー配合錠×3
合計	18	4

●● 症例 6 の特徴 ●●

1. 「CAPD（12.3 年間）→ 3〜4×6〜8 hrHD/w（20.5 年間）」を合計 32.8 年間実施しました。

2. 透析導入後 14.5 年目に高血圧性心不全を契機として，「（隔週 3 回と 4 回）×8 hrHD/w → 4×8 hrHD/w」に変更しました。その後，透析後体重は 49.7 kg から 57.5 kg まで 7.8 kg 増加したにもかかわらず，高血圧は正常化し，h-ANP は正常値を維持しました。

3. 当院に転入後，$\beta 2$-MG は 20 mg/dL 前後に低下しました。Kt/Vsp は 1.5〜2.3 の範囲内となっていました。

4. 「CAPD＋長時間透析」を合計 32.8 年間実施し，透析アミロイドーシスの臨床症状を全く認めていません。

3 高血圧症はなく「体重増加」を認めた非糖尿病透析症例

症例 ⑦

　血管造影により「胸腹部の軽微の大動脈石灰化と両側内腸骨動脈の明らかな石灰化」を認めたが，「体重増加・正常血圧の維持」により，28 年間に 6 日間の入院のみで，事務職員としてのキャリア・アップを果たし，完全社会復帰に成功した先天性両側水腎症の 1 症例。

---

52 歳，男性，両側先天性水腎症

1983 年　6 月	15 歳，先天性水腎症による腎障害（蛋白尿）が判明した。
1990 年　5 月	血液透析（3×5 hrHD/w）に導入となる。
1996 年 12 月	当院へ転院。3×（5 → 8 → 8.5 hr/w）HD となる。
1998 年　6 月	事務職に勤務。2001 年 4 月事務主任。
2013 年　4 月	事務次長に就任した。
2016 年　2 月	全身の血管造影を実施し，軽微の胸腹部大動脈の血管石灰化と両側内腸骨動脈の明らかな血管石灰化を認めた。

＊内シャント作成は 2 回・入院回数は 2 回

　（1 回：献腎移植の定期検査－4 日間入院，インフルエンザ－2 日間入院＝合計 6 日間入院）

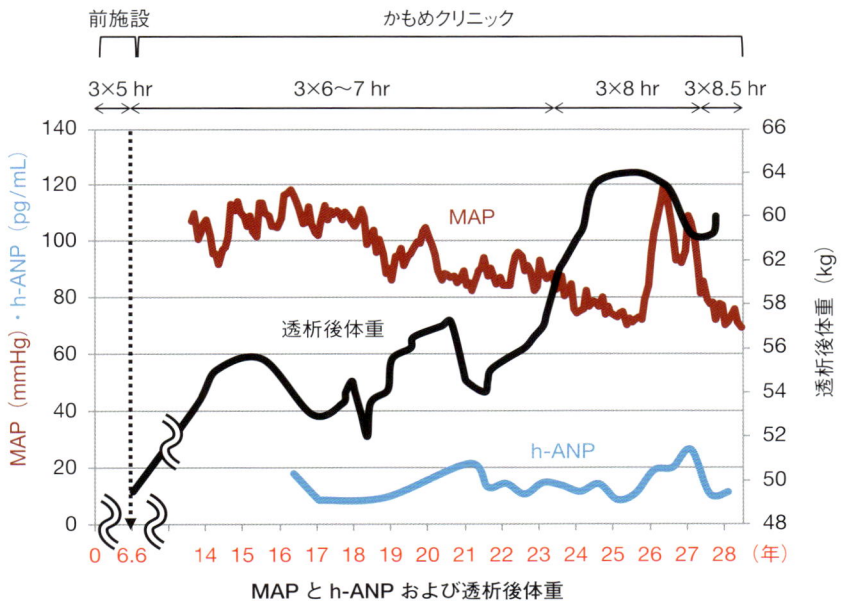

MAP と h-ANP および透析後体重

52 歳・男性：身長 167.0 cm・透析後体重 62.0 kg・
Δ透析後体重＋20.2％・BMI 22.2・Δ BMI＋20.2％
前 alb 3.8 mg/dL・後 alb 3.9 mg/dL

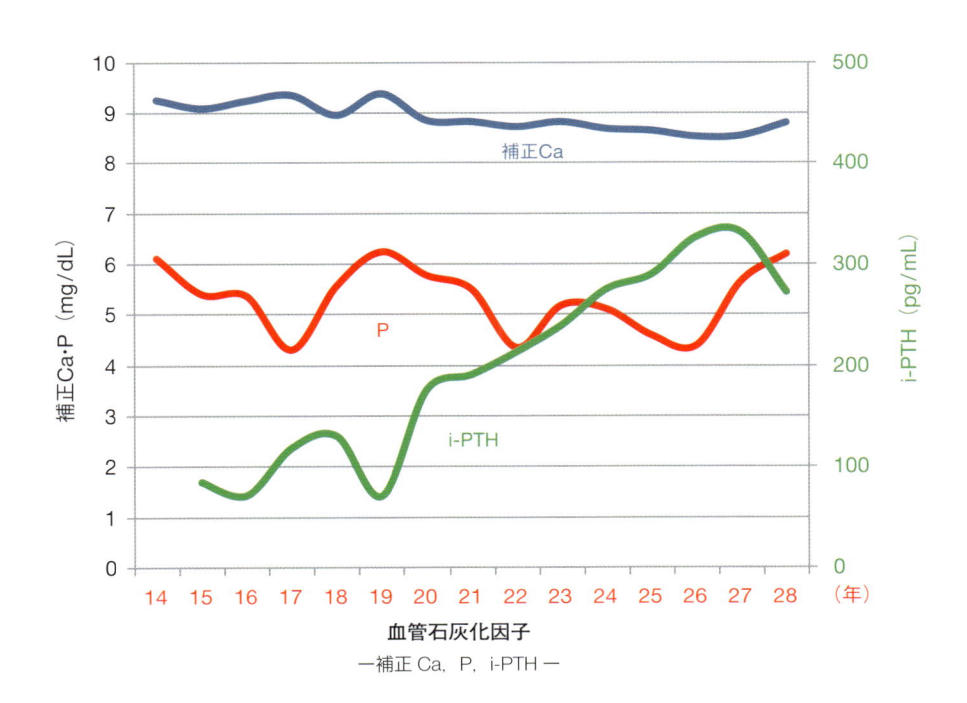

血管石灰化因子

— 補正 Ca，P，i-PTH —

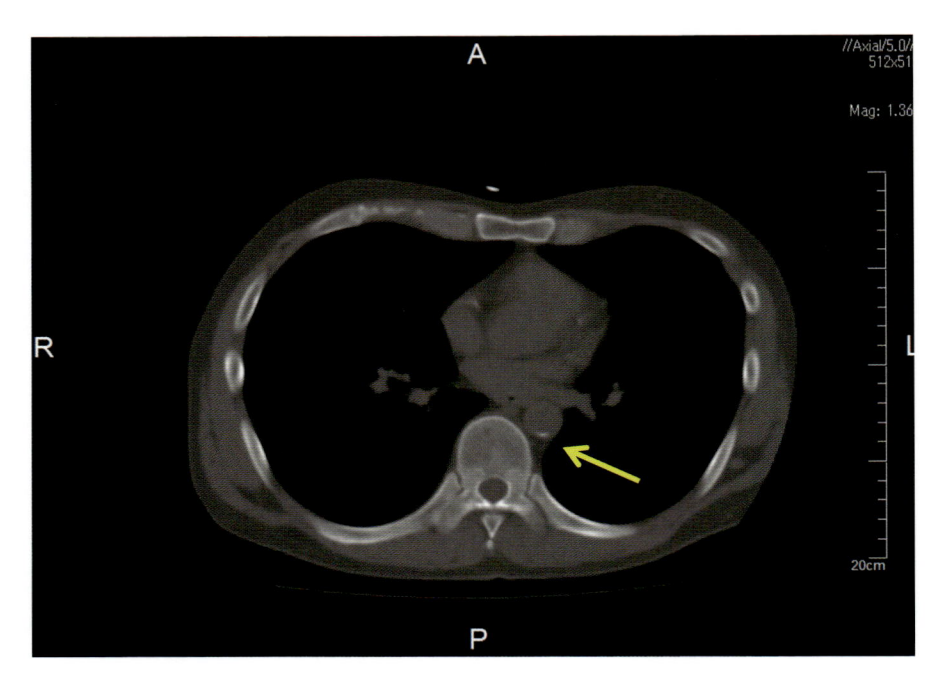

CT 像（矢印は血管の石灰化）

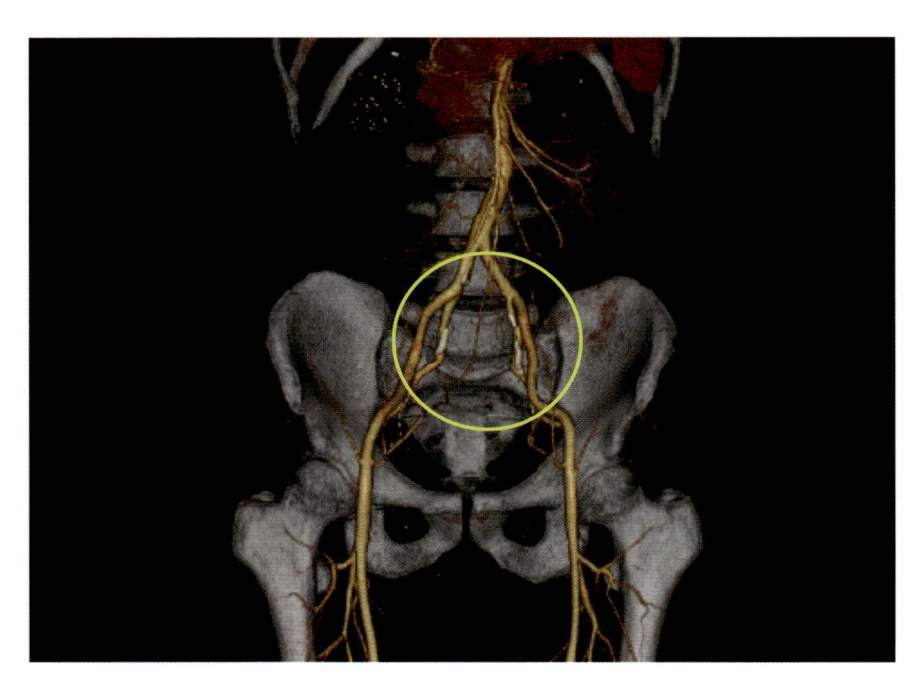

造影 CT により両側内腸骨動脈の石灰化が目立つ

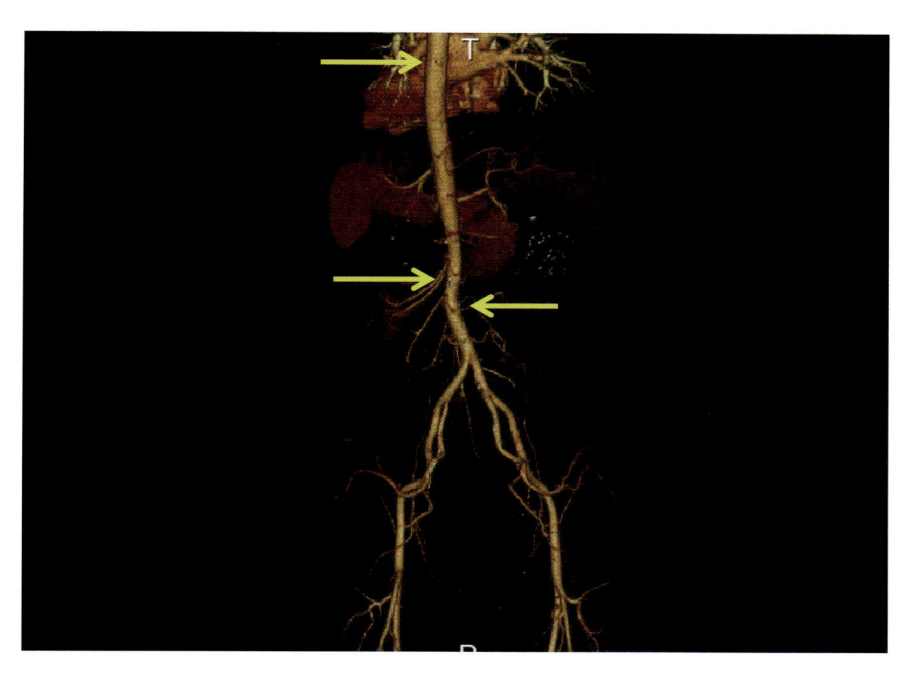

造影 CT により胸腹部大動脈血管の軽微な石灰化（矢印）を認める

1 日の経口薬服用錠数の変化

	前	後
降圧薬	0	0
P 吸着薬	3 沈降炭酸カルシウム 1 g×3	0
高 K 血症治療薬	0	0
VD$_3$	0	0
小計	**3**	**0**
その他	10 セルテクト錠 30 mg×2 ゲファニールカプセル 50 mg×3 ガストロゼピン錠 25 mg×3 ニポラジン錠 3 mg×2	3 セルテクト錠 30 mg×2 ロヒプノール錠 1 mg×1
合計	13	3

●● 症例 7 の特徴 ●●

1. 28 年間の全透析期間において 10.0 kg の体重増加にもかかわらず，また，長期間降圧薬を一度も服用することなく，正常血圧を維持することができました。

2. Ca と P はほぼ良好に維持されました。i-PTH は一時的に 300 pg/mL を超えることがありましたが，全体的には，300 pg/mL 以下に安定して管理することができました。

3. 透析導入後，27 年目の造影 CT では胸腹部の大動脈血管の石灰化は軽微でした。しかし，"両側内腸骨動脈の石灰化" が目立ちました。

4. 透析導入後 8 年目から当院の事務職に就任し，その後，事務主任，事務次長となり，完全社会復帰を果たしています。

5. 28 年間に 2 回の入院治療を行い，合計 6 日間入院しました。

症例 ⑧

　低 QB（140→120→100 mL/min）により「体重増加・良好な透析効率・正常血圧の維持・完全社会復帰」を 9 年間経験した深夜 8 時間透析のアルポート症候群の 1 症例

68 歳，女性，アルポート症候群

病歴

1971 年	就職試験で蛋白尿と顕微鏡的血尿を指摘されました。
1991 年	難聴に気付き，アルポート症候群が判明しました。
1999 年 12 月	高度の腎不全にて，他院で血液透析（3×4 hrHD/w）に導入となりました。
2009 年 10 月	当院に転院し，深夜長時間透析（3×8 hrHD/w）を開始しました。
2012 年　5 月	子宮頸癌にて子宮全摘術を受けました。当院へ転院当初から高血圧はなく，仕事（事務職）をしながら順調な深夜 8 時間の外来透析を実施しています。

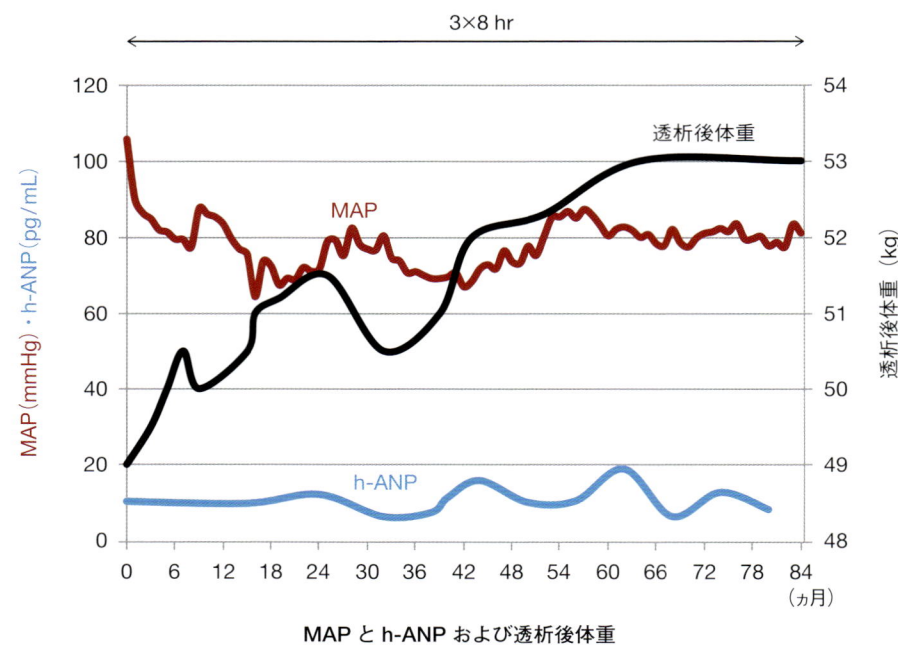

MAP と h-ANP および透析後体重

68歳・女性・アルポート症候群：身長154.8 cm・透析後体重53.0 kg・
Δ透析後体重＋7.5%・BMI 22.1・Δ BMI＋7.5%
前 alb 3.6 mg/dL・後 alb 3.5 mg/dL（補正値 3.8 mg/dL）

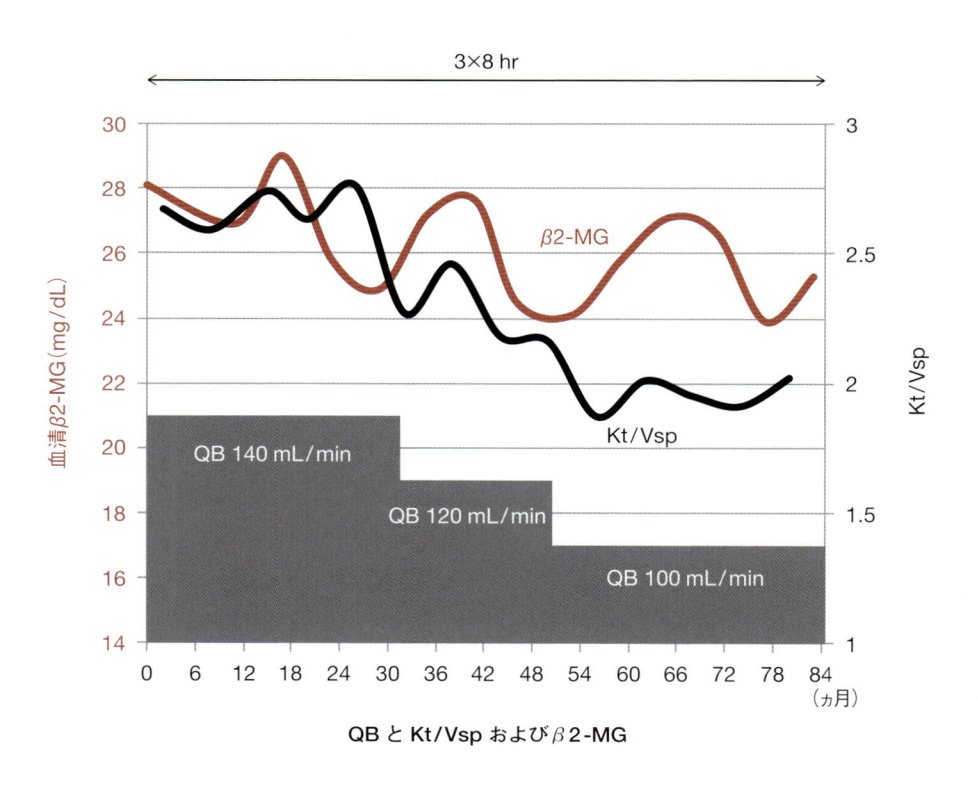

QB と Kt/Vsp および β2-MG

1日の経口薬服用錠数の変化

	前	後
降圧薬	0	0
P 吸着薬	12 ホスブロック 250 mg×12	7 ホスブロック 250 mg×4 カルタン 500 mg×3
Ca 受容体作動薬	1 レグパラ 25 mg×1	1 レグパラ 25 mg×1
高 K 血症治療薬	0	0
VD$_3$	0	1 アルファロール 0.25μg×1
小計	**13**	**9**
その他	5 プルセニド 12 mg×3 ガスター D 10 mg×2	7 プルセニド 12 mg×3 パリエット 10 mg×1 ムコスタ 100 mg×3
合計	18	16

●● **症例 8 の特徴** ●●

1. 基礎疾患がアルポート症候群で，全経過を通して高血圧を認めませんでした。

2. 深夜 8 時間透析に導入となり，高 QB により収縮期血圧が 100 mmHg 以下になるため，QB を 140 → 120 → 100 mL/min としました。結局，最終的に QB 100 mL/min を深夜 8 時間透析における「患者にとって適切な QB」と判断しました。

3. QB 140～100 mL/min においても，MAP は 100 mmHg 以下で，透析後体重は 7 年間に 49.0 → 53.0 kg まで 4.0 kg 増加し，h-ANP は正常値を維持しました。

4. 低 QB にもかかわらず，β2-MG は 24～29 mg/mL を維持し，Kt/Vsp も 1.7 以上でした。9 年間事務職として「完全社会復帰」を円滑に達成しています。

4 「高血圧の正常化と体重増加および低心機能の改善」を示した糖尿病透析症例

症例 ⑨

　週4回の長時間頻回透析により「高血圧の正常化と体重増加および低心機能の改善」に成功した2型DM透析患者の1症例

65歳，女性，2型糖尿病性腎症

病歴

2009年4月	体重減少（21kg）を契機として近医を受診しました。
	血糖 513 mg/dL，A1C 16.5%，蛋白尿 2＋，S-Cre 0.45 mg/dL で糖尿病性腎症と診断され，インスリン投与が開始されました。
	糖尿病性網膜症に対してレーザー照射を受けました。
	高血圧に対しては降圧薬が投与されました。
2010年	前脛骨動脈と後脛骨動脈の完全閉塞が判明し PTA を施行。
	バイアスピリンやプレタールの投与が開始されました。
2011年4月	S-Cre 1.42 mg/dL となりその後徐々に上昇し，浮腫と貧血が出現しました。
2013年2月	S-Cre 4.44 mg/dL
2013年3月	当院の外来を受診しました。
2013年6月	血液透析（3×6 hrHD/w）に導入となりました。

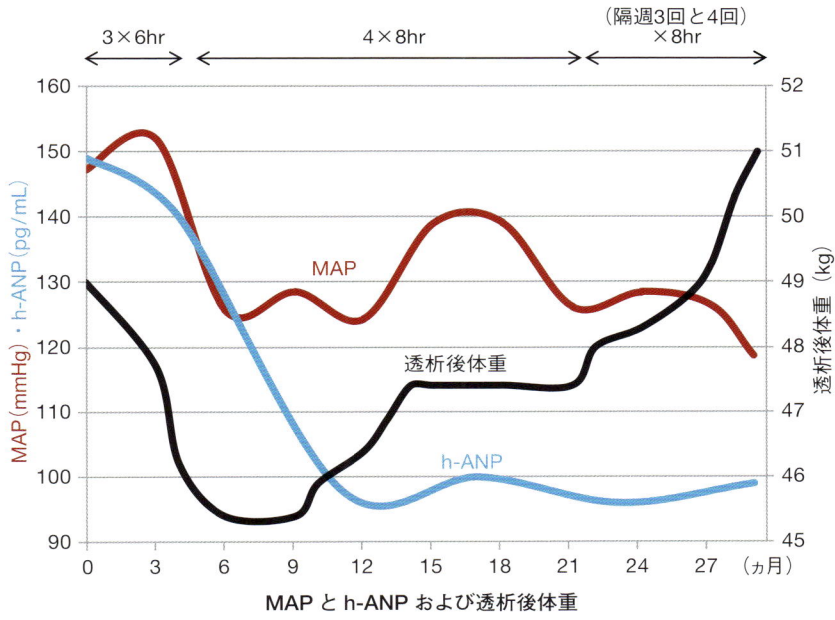

MAP と h-ANP および透析後体重

65 歳・女性・糖尿病性腎症：身長 156.5 cm・透析後体重 51 kg・
Δ透析後体重＋3.9%・BMI 20.8・Δ BMI＋3.9%
前 alb 3.5 mg/dL・後 alb 3.8 mg/dL

透析条件の変化

導入時：3×6 hr/w，QB 130 mL/min，透析膜 1.5 m^2

$$\downarrow$$

4 カ月後：4×8 hr/w，QB 100 mL/min，透析膜 2.1 m^2

$$\downarrow$$

21 カ月後：家庭での血圧低下（MAP＜110 mmHg）と立ち眩みを訴えました。

　　　　　隔週 4 回・1 回 8 時間透析，QB 100 mL/min，透析膜 2.1 m^2

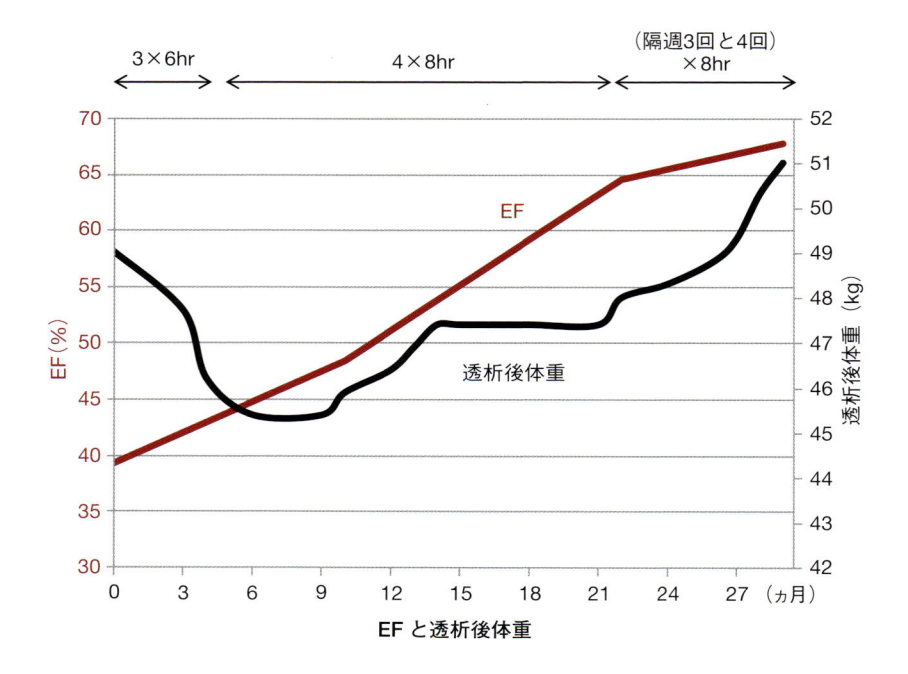

EF と透析後体重

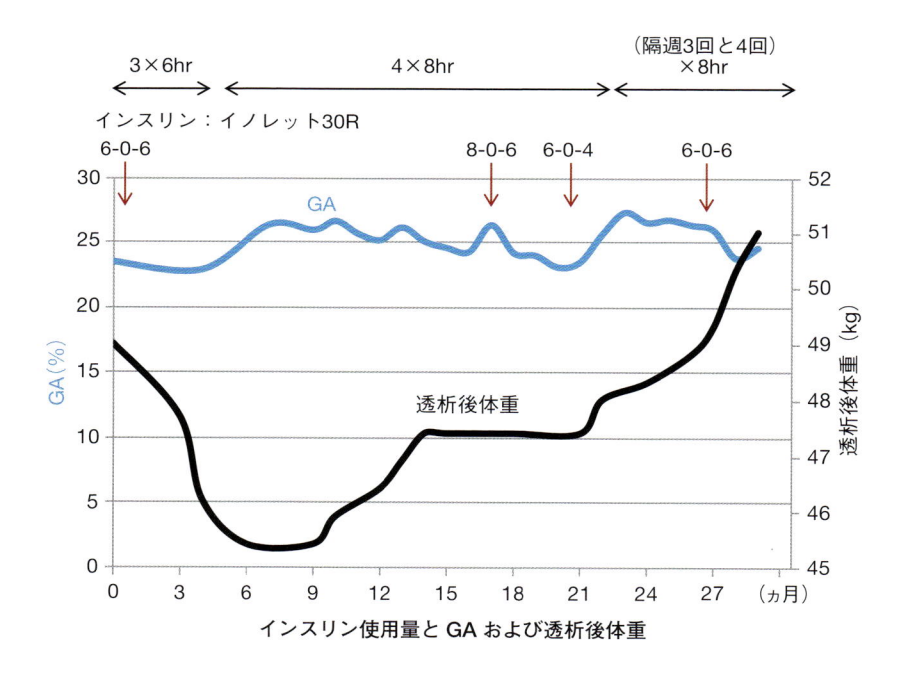

インスリン使用量と GA および透析後体重

1 日の経口薬服用錠数の変化

	前	後
降圧薬	3 アダラート CR 40 mg×1 ディオバン 40 mg×2	0
利尿薬	2 ラシックス 40 mg×2	0
P 吸着薬	3 カルタン 500 mg×3	0
高 K 血症治療薬	0	0
VD$_3$	0	0
小計	8	0
その他	14 タケプロン 15 mg×1 キネダック 50 mg×3 バイアスピリン 100 mg×1 ウルソ 100 mg×6 プレタール 100 mg×2 リピトール 10 mg×1	12 タケプロン 15 mg×1 キネダック 50 mg×3 バイアスピリン 100 mg×1 ウルソ 100 mg×6 グルファスト 5 mg×1
合計	22	12

●● 症例 9 の特徴 ●●

1. 高血圧に対して，導入時から長時間透析（3×6 hrHD/w）を行いました。
   導入 4 カ月後 MAP＞130 mmHg のため，4×8 hrHD/w・QB 100 mL/min としました。21 カ月後自宅の MAP＜110 mmHg・立ち眩みを訴え（隔週 3 回と 4 回）×8 hrHD/w・QB 100 mL/min としたところ低血圧症状は改善しました。

2. 透析後体重は導入後 9 カ月までは高血圧のため減量しました。
   「3×6 hr → 4×8 hr」に変更し高血圧は正常化しました。透析後体重は直線的に増加し，5.6 kg 増加しました。5.6 kg の透析後体重増加にもかかわらず，h-ANP は正常値を維持しました。

3. 透析導入時，心機能検査 EF＜40％でした。その後 EF は直線的に上昇し，導入 31 カ月後には EF＞65.0％と正常化しました。

4. 血糖の管理状況は，透析後体重が 5.6 kg 増加したにもかかわらず，グリコアルブミン（GA）は 25％前後と高め安定で，インスリンの使用量も体重増加前後でほぼ不変でした。

症例⑩

「高血圧の正常化と体重増加」と「体重増加が高 P 血症の正常化の一因となった」
と推測される高齢（86 歳）2 型 DM 透析患者の 1 症例

86 歳，女性，2 型糖尿病性腎症

病歴

1983 年　5 月　51 歳，糖尿病と高血圧を指摘されました。
　　　　　　　　この頃からインスリン治療を開始しました。

2004 年　8 月　腎障害が判明しました。

2006 年 12 月　BUN 36.1，S-Cre 2.34 mg/dL

2010 年　1 月　BUN 59.3，S-Cre 6.04 mg/dL

2010 年　2 月　BUN 49.0，S-Cre 8.0 mg/dL
　　　　　　　　食欲不振と全身浮腫および呼吸困難を訴え血液透析
　　　　　　　　（3×6 hrHD/w）を開始しました。

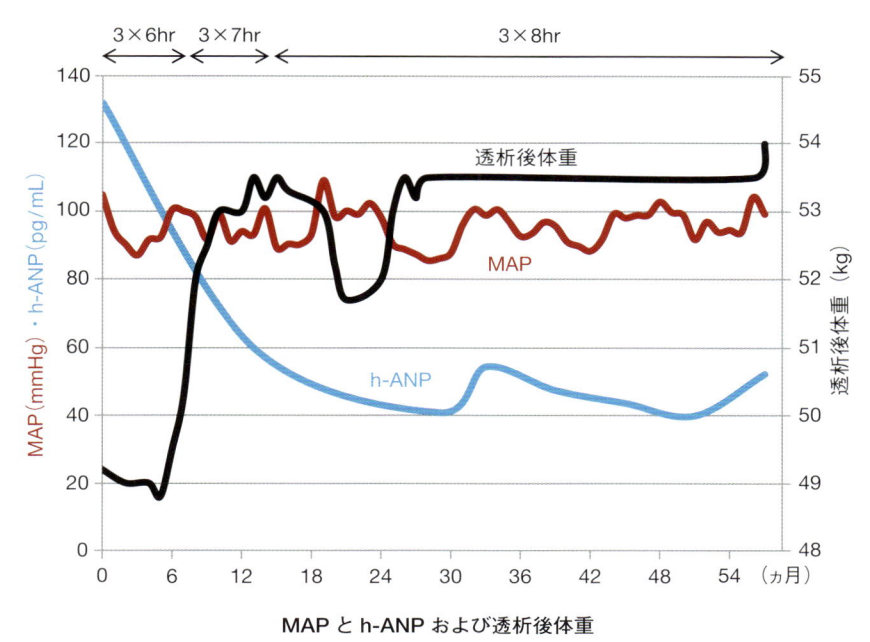

MAP と h-ANP および透析後体重

86歳・女性・2型糖尿病：身長 158.0 cm・透析後体重 54.0 kg・
Δ透析後体重＋8.9％・BMI 21.6・Δ BMI＋8.9％
前 alb 3.5 mg/dL・後 alb 3.3 mg/dL（補正値 3.6 mg/dL）

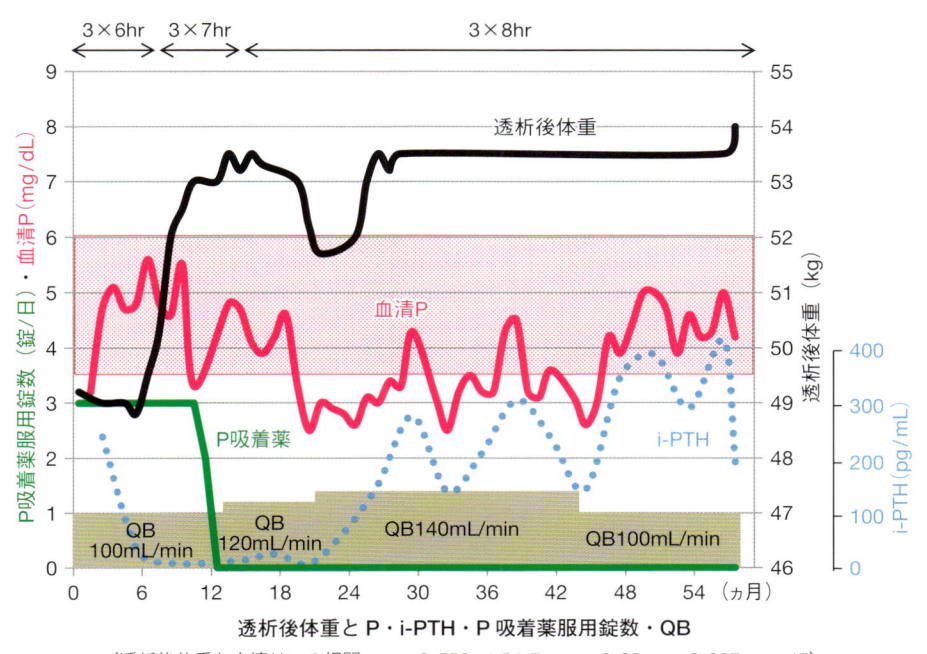

透析後体重と P・i-PTH・P 吸着薬服用錠数・QB

（透析後体重と血清リンの相関：y＝−0.559×＋54.7，r＝−0.32，p＝0.027，n＝47）

Ⅱ 目で見て判る 「長時間透析と自由食」

39

患者の P の出納

P の 1 週間の出納（2013 年，8 / 30 ～ 9 / 5）

　P 摂取量：$0.667 \, \text{g} \times 7 = 4.7 \, \text{g/w}$

　P 除去量：$0.864 \, \text{g} \times 3 = 2.6 \, \text{g/w}$

＊ P 摂取量（$4.7 \, \text{g/w}$）＞P 除去量（$2.6 \, \text{g/w}$）

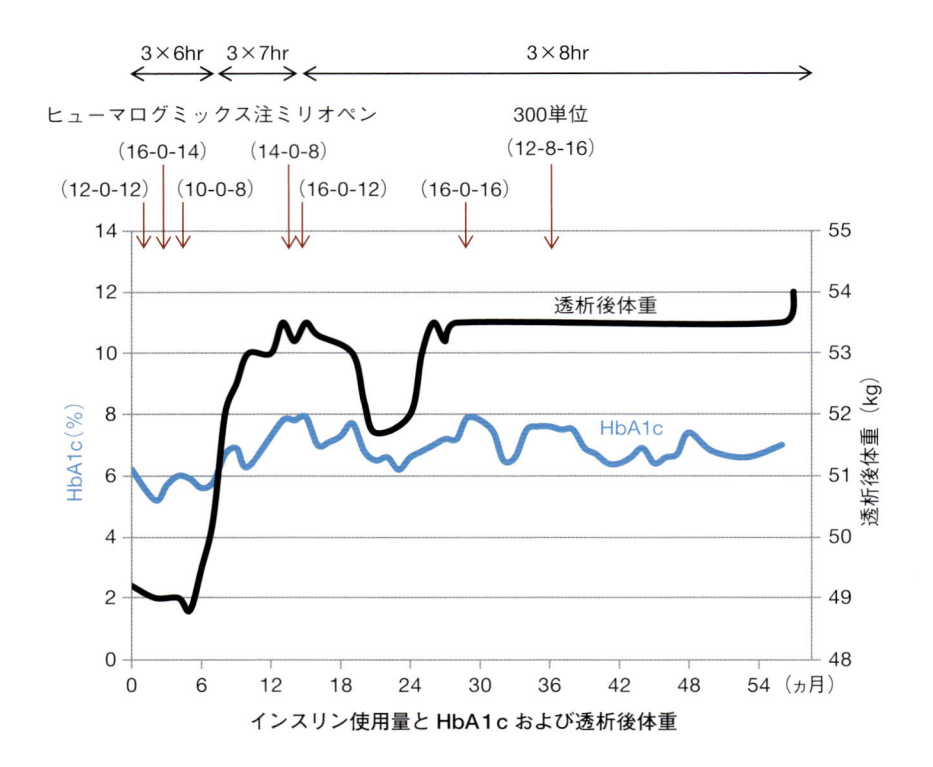

インスリン使用量と HbA1c および透析後体重

1日の経口薬服用錠数の変化

	前	後
降圧薬	2 アダラート CR 40 mg×2	0
P吸着薬	3 カルタン 500 mg×3	0
高K血症治療薬	0	0
VD_3	1 アルファロール 0.5 μg×1	1 アルファロール 0.25 μg×1
小計	6	1
その他	2 パリエット 10 mg×1 マーズレン S 2.0 g×1	4 パリエット 10 mg×1 プルセニッド 12 mg×2 アローゼン 1 g×1
合計	8	5

●● 症例10の特徴 ●●

1. 透析導入時は，h-ANP＞120 pg/mL と溢水が見られました。

   そこで，3×6 hrHD/w を実施し，6カ月後に 5.0 kg の透析後体重の増加・h-ANP の正常化・MAP の低下が見られました。

2. 血清 P 値に関しては，導入 6 カ月後 5.0 kg の体重増加に一致して，さらに，導入 12 カ月後 P 吸着薬の中止にもかかわらず，血清 P 値は正常化しました。QB は「100 → 120 → 140 → 100」で実施しています。

   i-PTH は，最高で 400 pg/mL，大部分は 300 pg/mL 以下でした。

   血清 P 値と透析後体重の間に有意の負の相関（r＝－0.32，n＝47）を認めました。1 週間の P の出納を計算しました。P 摂取量＞P 排泄量となり，P が骨または筋肉内に取り込まれた可能性が推測されます。

3. 血糖管理については，5.0 kg の透析後体重増加によりインスリン使用量は「24 単位 → 36 単位」に増加しました。HbA1c は 8％以下と安定していました。

症例⑪

　両下肢の切断術後 9.9 kg の体重減少にもかかわらず，その後体重増加に努め，術後 8 年間以上にわたる「高血圧の正常化と体重増加および円滑な外来透析」に成功した 2 型 DM 透析患者の 1 症例

52歳，男性，2 型糖尿病性腎症

病歴

2000 年	健康診断で糖尿病と診断されました。
2001 年 8 月	糖尿病性網膜症と高血糖が判明し，インスリン治療を開始しました。
2003 年	蛋白尿と浮腫が出現し，糖尿病性腎症と診断されました。
2004 年 2 月	他院で，血液透析（3×4 hrHD/w）に導入されました。
2004 年 5 月	当院へ転院し，3×6 hrHD/w の血液透析に移行しました。
2009 年 7 月	左下肢の壊疽から左下腿切断術（−5.0 kg）を受けました。
2010 年 3 月	右下肢の壊疽から右下腿切断術（−4.9 kg）を受けました。 以後，両側に義足を装着し 8 年間以上の外来透析を円滑に実施しています。

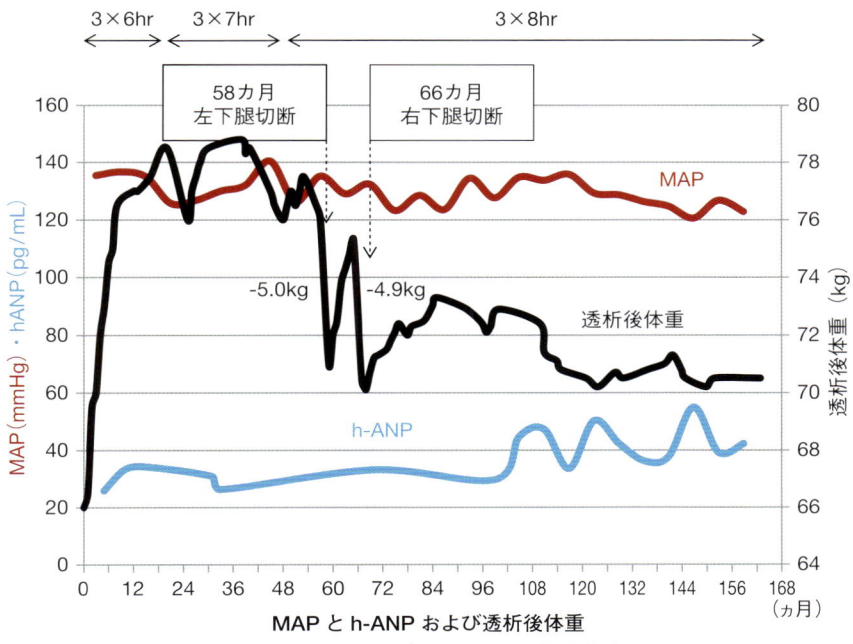

MAP と h-ANP および透析後体重

52歳・男性・2型糖尿病：身長174.0cm・透析後体重70.5kg・
Δ透析後体重＋6.4％・BMI 23.3・Δ BMI＋6.4％
前 alb3.7 mg/dL・後 alb3.4 mg/dL（補正値3.7 mg/dL）

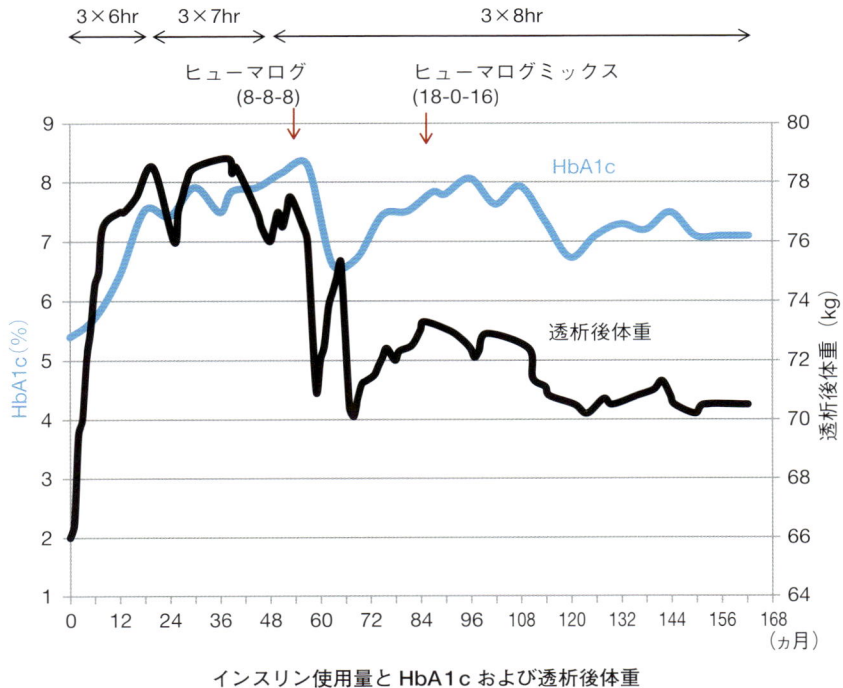

インスリン使用量と HbA1c および透析後体重

Ⅱ 目で見て判る 「長時間透析と自由食」

1日の経口薬服用錠数の変化

	前	後
降圧薬	8 カルデナリン（2 mg）×1 ブロプレス（4 mg）×2 アダラートL（10 mg）×3 アーチスト（2.5 mg）×2	0
利尿薬	3 ラシックス（40 mg）×3	0
P吸着薬	3 カルタン（500 mg）×3	3 カルタン（500 mg）×3
Ca受容体作動薬	0	1 レグパラ（75 mg）×1
高K血症治療薬	3 アーガメイト（25 g）×3	0
VD$_3$	1 アルファロール（0.5μg）×1	0
小計	**18**	**4**
その他	4 グルコバイ（100 mg）×3 タガメット（200 mg）×1	7 アローゼン（1 g）×1 ヨーデルS（80 mg）×4 バイアスピリン（100 mg）×1 タケプロン（15 mg）×1
合計	22	11

●● 症例11の特徴 ●●

1. 血圧管理は，3×8 hrHD/w を実施したところ，施設での透析前の MAP は全経過において 120 mmHg 以上と高値を示していました。
   しかし，自宅での安静時の MAP は 120 mmHg 以下と正常でした。

2. 透析後体重は，導入 12～18 カ月後では 66.0 kg → 78.8 kg まで 12.8 kg 増加し，h-ANP は 40 pg/mL 以下とほぼ正常値を維持しました。

3. 両下肢切断術を，左側は 58 カ月目，右側は 66 カ月目に実施しました。切断部の重量は合計 9.9 kg でした。

4. 血糖管理は，下肢切断術前ではインスリン 24 単位，両下肢切断術後は 34 単位と増量しました。HbA1c は 8.0% 前後と安定しています。

5. 両下肢切断術後 8 年間以上にわたり，両側に義足を装着し，円滑な外来透析を実施しています。

目で見て判る「長時間透析と自由食」

「長時間透析＋自由食＋低QB」の誕生

　筆者は，透析患者に「自由食」を提唱しています。

　自由食を提唱している理由は「食塩が透析患者の高血圧の原因ではない」と考えているからです。

1 食塩説の歴史と矛盾

■ 1) 食塩説の歴史

　透析患者はほぼ無尿です。このような無尿の透析患者は「食塩」を摂ると喉が渇き水を飲み体重が増加します。この「増加した体重」が高血圧を起こすと考えられています。すなわち，透析患者の高血圧は，元々は，"食塩の摂取が原因で起こる"ということになります。

　この考え方を"食塩説"と呼ぶことにします。

　"食塩（NaCl），特にナトリウム（Na）"はすべての食事に含まれています。したがって，すべての食事を控え・制限することが良いことであるという指導を受けます。

　この考え方が，透析患者の食事指導の基本とされています。

　「食塩」が透析患者の高血圧の原因であるとする"食塩説"の歴史を説明しましょう。

　食塩説については，1944年ケムプナー医師[4]が慢性腎不全患者の高血圧に対して，1日の食塩摂取量として Na 0.25〜0.40 g まで減少させることのできるコメを用いた"ライス・ダイエット"を開発したことに始まります。

　ライス・ダイエットのメニューを紹介しましょう。

　1日の総カロリーは 2,000 kcal，蛋白質は 15〜25 g，脂肪は 4〜6 g，炭水化物は 460〜470 g，Na は 0.25〜0.4 g，Cl は 0.1〜0.15 g およびフルーツ・ジュースは 700〜1000 mL です。

　この超低食塩食のライス・ダイエットを使用したところ，慢性腎不全患者の高血圧が劇的に改善しました。

　ケンプナー医師[4]はこの超低食塩食のライス・ダイエットを 150 名の高血圧を有する慢性腎不全患者に実施したところ，有効例が 109 名（72.7％），無効例が 41 名（27.3％）でした。

　有効例を図1に示します。

　36 歳の本態性高血圧由来の慢性腎不全患者（腎硬化症患者）において，著明な高血圧（200/140 mmHg）がライス・ダイエットにより短期間に正常血圧（130/80 mmHg）になりました。

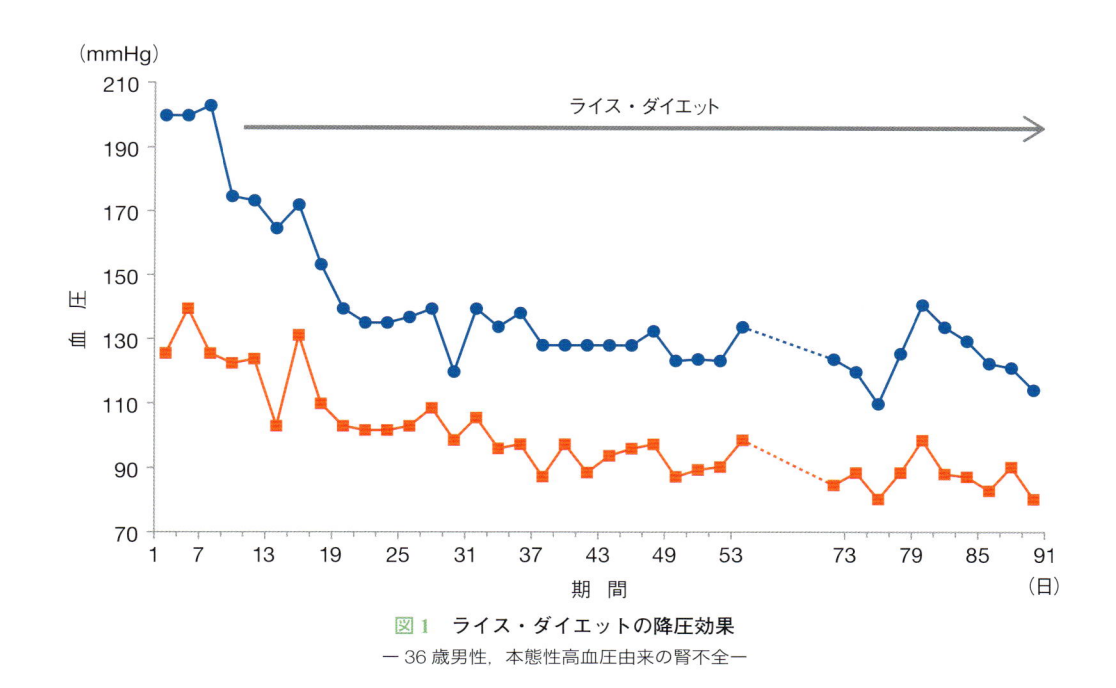

図1　ライス・ダイエットの降圧効果
— 36歳男性，本態性高血圧由来の腎不全 —

　ケムプナー医師の有効例と無効例の相違について考えてみましょう。

　ケムプナー医師の有効例は超低食塩食により高血圧性心不全が改善し，その結果，腎機能が一時的に回復した症例と推測します。一方，ケムプナー医師の無効例は高血圧性心不全が改善することなく，腎機能も回復しなかった症例であろうと考えます。

　透析治療法のなかった当時は有効例もいずれは，腎機能の低下とともに，無効例となり死の転帰を辿ったものと推測されます。

　このライス・ダイエットは，効果が一時的であったにせよ，大変貴重な治療法として世界中で高く評価されました。

　次いで，透析患者の高血圧に対して，1961年ヘグストローム医師とスクリブナー医師[5]により「食塩と水分の制限」が透析患者の高血圧の正常化に有効であることが報告されました。

　このように，ケムプナー医師[4]とヘグストローム医師およびスクリブナー医師[5]の報告以来今日まで，慢性腎不全患者と透析患者の高血圧の原因が食事として摂取した「食塩と水分による体液量の増加」によるもので，「食塩と水分の制限」が高血圧の正常化に有効であるという考え方（食塩説）が世界中で広く信じられるようになりました。

　現在，世界中で慢性腎不全患者と透析患者の高血圧に対して，「食塩と水分の制限」が高血圧の有効な治療法として，誰一人疑うことのない "正しい考え方" と評価[6~12]さ

Ⅲ　「長時間透析＋自由食＋低QB」の誕生

れています。

■ 2）食塩説の矛盾

ところが，奇妙なことに「4時間透析と厳しい食事制限（特に，食塩と水分制限）」の標準透析を受けている大部分の透析患者の高血圧は「食塩と水分の厳しい制限」を行っても，降圧薬の助けがなければ高血圧を正常化することができません。

大部分の透析患者が降圧薬を必要としているという事実は，「4時間透析と厳しい食事制限（特に，食塩と水分制限）」の標準透析が高血圧の正常化にはあまり（〜ほとんど）効果がないことを示唆しています。

「4時間透析と食塩制限」の標準透析における "降圧薬の服用率" を文献から説明しましょう。

「4時間透析と食塩制限」の標準透析における降圧薬の服用率は，2001年ロッコ医師の報告[9]では74.2％です。

2012年日本透析医学会（JSDT）の報告[13]では70.3％です。また，2015年JSDTの報告[14]では67.3％でした。

このように，4時間の標準透析を受けている透析患者では「食塩と水分の厳しい制限」により降圧薬を中止できた患者は約30％で，ほぼ70％を占める大部分の透析患者は降圧薬の助けがなければ高血圧を正常化することはできません。

4時間透析における降圧薬の服用率が高い理由として，世界の多くの高血圧の研究者たち[6〜12]は「食塩と水分の制限が不十分であるから」と説明しています。さらなる徹底的な「食塩と水分の制限」が必要であることを強調しています。

4時間の標準透析で推奨されている1日の食塩摂取量は，通常5〜6g です。

徹底的に「食塩と水分」を制限するためには，食塩を1日5g 以下から限りなくゼロ g に近い最小量で良いと考えているのです。

本当にそうでしょうか？

筆者は，徹底的な「食塩と水分の制限」を行っても，たとえ，1日の食塩摂取量を限りなくゼロ g 近くまで制限したとしても，降圧薬の助けがなければ大部分の透析患者の高血圧は正常化できないのではないかと推測しています。

2 透析患者の高血圧の原因

筆者の考える「透析患者の高血圧の原因」は次の3つです。

（1）透析時間の大幅な延長により除かれる「高血圧を起こす物質（尿毒素）」が，

透析患者の高血圧の主たる原因です。

（2）1982年クーマンズ医師[15]は腎機能が低下し，慢性腎不全（尿毒症）になると患者は「食塩感受性」になることを報告しました。

すなわち，慢性腎不全患者の血液は「食塩感受性の性質」を持っています。「高血圧を起こす尿毒素」が食塩感受性の性質を持つ"慢性腎不全患者や1回4時間の短時間透析患者"の血液と接触すると「食塩感受性尿毒素」に変化するのではないでしょうか。その結果，高血圧を起こす尿毒素は「食塩感受性尿毒素」となり，慢性腎不全患者や1回4時間の短時間透析患者において「食塩感受性高血圧」を起こすと推測します。

（3）「4時間透析と厳しい食事制限（特に，食塩と水分の制限）」を受けている透析患者の多くは，通常，「患者の健康時の体重」よりもかなり痩せています。このような痩せた透析患者では，体全体の細胞の容積は健康時よりもかなり減少しています。痩せて，特に，「筋肉と皮膚（皮下組織）」の容積が減少すると，食事として摂取したNaは「筋肉と皮膚（皮下組織）」に取り込まれず，さらに，食事として摂取した水は「筋肉」に取り込まれず，その結果，行き場を失った「Naと水」は細胞外液（血漿と間質〜リンパ液）に蓄えられ，細胞外液量の増加による高血圧が起こります。

これが"食塩説"の正体です。

3　ビックリ仰天の「8時間透析と食塩制限食の降圧効果」：シャラ医師の報告

1992年フランスのリヨン近郊のタサン地区にあるタサン透析センターのシャラ医師[1]が「8時間透析と1日5gの食塩制限食」治療法（タサン法）による降圧効果を報告しました。

445名の透析患者にタサン法を実施したところ，数カ月後に98％の患者が降圧薬を中止することができました。

シャラ医師は，98％の透析患者が降圧薬を中止できた理由として，「増加した体液量の正常化」が8時間透析による体液量の正常化と食塩制限により達成されたためであると説明しました。

このように，シャラ医師は"食塩説"を支持しました。

これに対して，筆者は，食塩と水分を十分に制限したとしても，降圧薬を中止できるのは精々30％の透析患者に過ぎない，と「4時間の標準透析の約30年間に及ぶ経験」から"シャラ医師の食塩説"に強い疑問を抱きました。

　筆者は，シャラ医師の「8時間透析と食塩制限食」の驚嘆すべき降圧効果は，食塩制限が原因ではなく"8時間という透析時間の大幅な延長"が原因で起こったのではないかと考えたのです。

　透析時間の大幅な延長（8時間透析）が透析患者の高血圧の正常化の主たる原因である"と推測した筆者の考えを説明しましょう。

　第一に，透析時間の大幅な延長（8時間透析）により除かれる「高血圧を起こす物質（尿毒素）」が透析患者の高血圧の「主たる原因」であろうと考えました。

　「透析時間の長さと血液中の物質（尿毒素）の除去」に関する論文を紹介しましょう。

　2001年ピィエラトス医師[16]は，「透析時間の延長と透析回数の増加」が細胞膜を介する物質（尿毒素）の通過性を促進し，"小さい尿毒素から大きい尿毒素"まで細胞内から細胞外への移行を促進し，ついには，血液中から透析膜を介して体外へ除かれやすくなることを報告しました。

　第二に，高血圧を起こす尿毒素が"食塩感受性尿毒素"に変化し「食塩感受性高血圧」を起こすと考えました。

　1982年クーマンズ医師[15]は腎機能が低下し，慢性腎不全（尿毒症）になると患者は「食塩感受性」になることを報告しました。

　すなわち，慢性腎不全患者の血液は"食塩感受性の性質"を持っています。高血圧を起こす尿毒素が"食塩感受性の性質を持った血液"に接触することにより食塩感受性の性質を帯び，「食塩感受性尿毒素」に変化するのではないでしょうか。

　第三に，透析時間の大幅な延長により「食塩感受性尿毒素」が除かれ「食塩感受性高血圧から食塩抵抗性正常血圧」に変化するのではないかと考えました。すなわち，食塩感受性尿毒素が透析時間の大幅な延長により除かれると，透析患者の「食塩負荷に対する血圧の反応（blood pressure response to salt）」が"食塩感受性から食塩抵抗性"に変化し，透析患者の高血圧が正常化するのであろうと推測しました。

　この考えを支持する論文[2]を紹介しましょう。

　1998年，図2に示すようにシャラ医師が新しい論文[2]を発表しました。この論文は，同一施設の同一患者群（タサン透析センターの患者群）を用いて2つの研究を各1年間行いました。

　各1年間に及ぶ2つの研究において食塩摂取量と透析間体重増加量およびKt/Vは統計学的に有意差を認めませんでした。

　第一番目の研究は最小限6カ月間以上にわたり5時間透析を実施し，その後「5時間透析から8時間透析へ移行し3時間の透析時間の延長」を1年間実施しました。

　第二番目の研究は，第一番目の研究を行った後に降圧薬を完全に中止できた49名

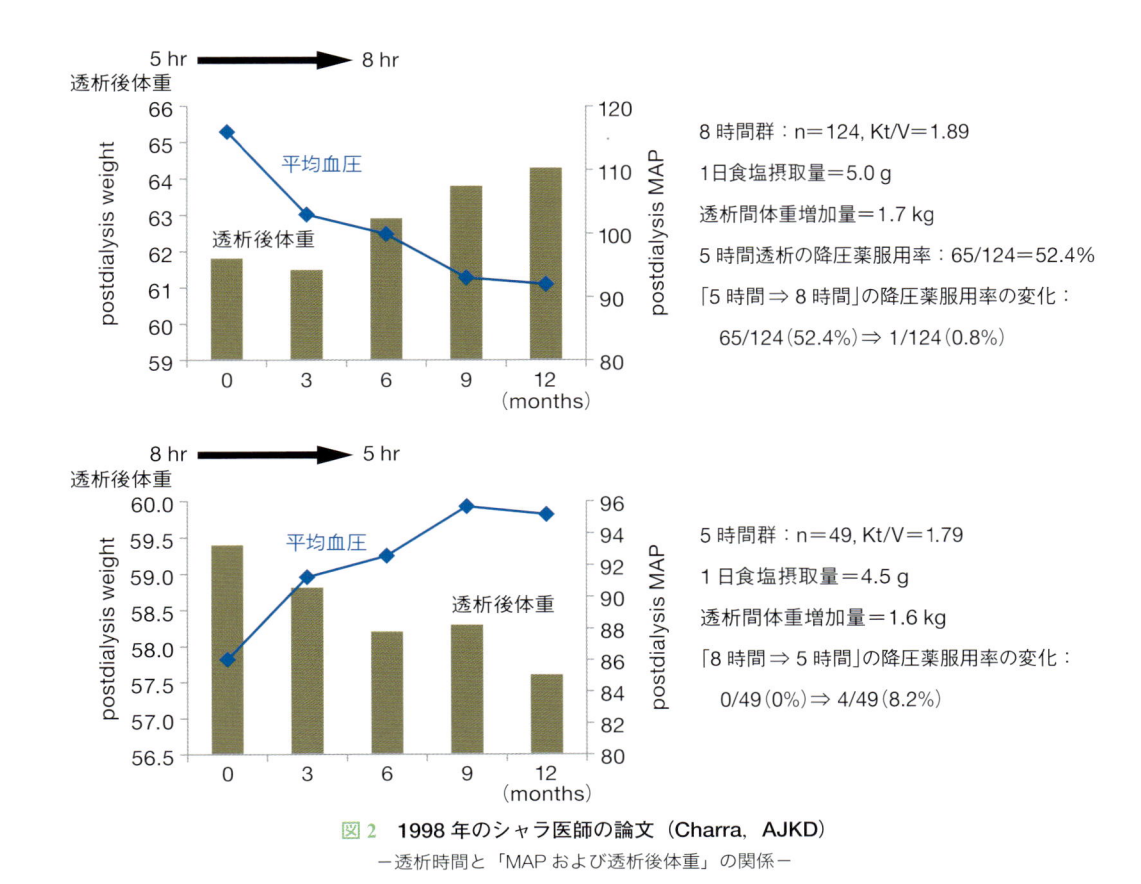

図2　1998年のシャラ医師の論文（Charra, AJKD）
－透析時間と「MAPおよび透析後体重」の関係－

において，「8時間透析から5時間透析へ移行し3時間の透析時間の短縮」を1年間実施しました。

　すなわち，同一患者群を「5時間→8時間へ3時間延長した124名」と「8時間→5時間へ3時間短縮した49名」の2群の各1年間の「平均動脈血圧（MAP）と透析後体重（いわゆる基礎体重）」を比較しました。

　上段は「5時間→8時間へ」3時間延長し，8時間透析を1年間実施した成績です。MAPが低下し透析後体重は増加しました。

　下段は「8時間→5時間へ」3時間短縮し，5時間透析を1年間実施した成績です。MAPが上昇し透析後体重は減少しました。

　すなわち，透析時間を延長すると「血圧低下と体重増加」が見られ，透析時間を短縮すると「血圧上昇と体重減少」が見られます。

　このように，8時間透析と5時間透析の2群間で「1日の食塩摂取量や透析間体重増加量および透析効率」は統計学的に有意差がなくほぼ同一の条件において，透析時

間の MAP に対する効果は"透析時間の延長"が血圧を低下させ，"透析時間の短縮"が血圧を上昇させました。

血圧の管理状況を反映する「降圧薬の服用率」について説明しましょう。

124 名の 5 時間透析患者は 8 時間透析に移行する前は 5 時間透析を最低限 6 カ月間以上受けており，124 名中 65 名（52.4％）が降圧薬を服用していました。しかし，8 時間透析に移行して 1 年後には 124 名中 1 名（0.8％）のみが降圧薬を服用しており，実に，99.2％の患者が降圧薬を中止することができました。

すなわち，「5 時間透析 → 8 時間透析」へ移行することにより降圧薬の服用率は「52.4％ → 0.8％」へ減少しました。

次に，8 時間透析により降圧薬を全面的に中止できた 49 名の 5 時間透析へ移行 1 年後の降圧薬の服用率を説明しましょう。

5 時間透析に移行前の 49 名の降圧薬の服用率はゼロ％でした。49 名が 5 時間透析に移行して 1 年後の降圧薬の服用率は 49 名中 4 名（8.2％）でした。

すなわち，「8 時間透析 → 5 時間透析」へ移行することにより降圧薬の服用率は「0％ → 8.2％」へ増加しました。

このように降圧薬の服用率は「8 時間透析では 0.8％」，および「5 時間透析では 8.2〜52.4％」となりました。

8 時間透析と 5 時間透析における降圧薬の服用率の違いについて考えて見ましょう。

8 時間透析を受けた 124 名の透析患者の 1 日の平均食塩摂取量は 5.0g です。一方，5 時間透析を受けた 49 名の透析患者の 1 日の平均食塩摂取量は 4.5g です。

シャラ医師[2]によると，8 時間透析患者群の 5.0g と 5 時間透析患者群の 4.5g の間には，統計学的には有意差はありませんでした。

すなわち，同一患者群においてほぼ同じ 1 日の食塩摂取量にもかかわらず，8 時間透析患者群では降圧薬の服用率は 0.8％で，一方，5 時間透析患者群では 8.2〜52.4％でした。

ここで，5 時間透析患者群における降圧薬の服用率の 8.2％について筆者の考えを説明します。

この 8.2％は，8 時間透析を 1 年間実施して降圧薬がゼロ％になった 49 名の患者を対象として，再度 8 時間透析から 5 時間透析へ移行し，5 時間透析を 1 年間実施した後の降圧薬の服用率を示したものです。

49 名の透析患者に十分な透析治療を行い降圧薬の服用率をゼロ％にすることは非常に困難で，臨床研究としては非常に稀な症例群です。

したがって，非常に稀な「降圧薬ゼロ％の患者 49 名」を対象として 5 時間透析を 1

年間実施し，１年後の降圧薬の服用率を求める研究は非常に特殊で，比較すべき他の臨床研究はほとんどないと考えます。

この非常に特殊な研究結果を用いて "一般的な５時間透析患者の降圧薬の服用率を論じること" は妥当ではないと考えました。

そこで，５時間透析における8.2％は除くことにしました。

すなわち，「8時間透析では降圧薬の服用率は0.8％，5時間透析では降圧薬の服用率は52.4％」としました。

降圧薬の服用率が8時間透析では0.8％，5時間透析では52.4％と，2群間で明らかな差異を認めました。

ほぼ同一の１日の食塩摂取量にもかかわらず，2群間の降圧薬の服用率の明らかな差異がなぜ起こったのかを考えて見ましょう。

筆者は，8時間透析では「１日5ｇの食塩負荷に対する患者の血圧の反応（blood pressure response to salt）」が低下し，一方，5時間透析では「１日4.5ｇの食塩負荷に対する患者の血圧の反応（blood pressure response to salt）」が上昇しているのではないかと考えました。

ダール医師[17,18]や藤田医師[19]によると，食塩負荷に対する人や動物の血圧の反応（blood pressure response to salt）が低下している状態を "食塩抵抗性"，一方，食塩負荷に対する血圧の反応が上昇している状態を "食塩感受性" と定義しています。

ダール医師[17,18]と藤田医師[19]の定義によると，ほぼ同一の食塩負荷に対する血圧の反応は，8時間透析では低下して "食塩抵抗性" となり，5時間透析では上昇して "食塩感受性" となります。

これらの成績から，透析時間を十分に延長するならば食塩の負荷が "遥かに多く" ても，食塩負荷に対する血圧の反応は低下し食塩抵抗性が維持され正常血圧となり，一方，透析時間が短ければ食塩の負荷が "遥かに少なく" ても，食塩負荷に対する血圧の反応は上昇し食塩感受性が維持され高血圧が持続する可能性が推測されます。

この考え方を推し進めて行くと，論理的には，透析時間を大幅に延長すると，１日の食塩摂取量を大幅に緩和し，遂には，自由食においても高血圧が起こらない可能性があることになります。

これらの現象は，透析患者の血圧が食塩摂取量に関係なく，透析時間に強く影響を受けている可能性を示唆しています。

以上をまとめてみましょう。

透析時間の延長は，高血圧を起こす食塩感受性尿毒素を十分に除去することにより，患者の「食塩負荷に対する血圧の反応」を低下させ，患者を "食塩抵抗性" にし

食塩抵抗性正常血圧を起こします。

　一方，透析時間の短縮は，高血圧を起こす食塩感受性尿毒素の除去が不十分であるため，患者の「食塩負荷に対する血圧の反応」を上昇させ，患者を"食塩感受性"にし食塩感受性高血圧を持続させます。

　「食塩感受性と食塩抵抗性」は「長時間透析と自由食」を支える基本概念で，本論文の主要なテーマです。

　「食塩感受性と食塩抵抗性」の詳細は，VI. の研究編で詳しく説明します。

4　高血圧を起こす尿毒素とは

　2004年コスラ医師とジョンソン医師[10]は，慢性腎不全患者に「高食塩食の負荷や急速な体液量の増加」を起こすと，血液中に"高血圧を起こす物質"が出現することを述べています。

　彼らは，これらの高血圧を起こす物質としてジギタリス様物質（Na利尿ホルモン）・ADMA（asymmetrical dimetyl-L-arginine）・副甲状腺ホルモン（PTH）・ホモシステイン・ニューロペプタイドY および幾つかの尿毒素をあげています。

　特に，ジギタリス様物質[20~23]（ウアバイン様物質や Na利尿ホルモンとも呼ばれる）と強力な血管拡張作用を持つ一酸化窒素（NO）の阻害作用を有する ADMA[24]に注目しました。

　ジギタリス様物質と ADMA は腎機能が低下した患者に「高食塩食や容量の負荷」を行うと，これらの物質が血液中に増加し高血圧を起こす尿毒素となり，遂には，高血圧を発症することを述べています。

　ジギタリス様物質（Na利尿ホルモン）の分子量は586.4ダルトンと比較的小さい物質（尿毒素）ですが，体内では広範囲に分布する性質を持っており4時間の標準透析では除かれ難く，数週間から数カ月を要して除かれます。

　1961年ドゥ・ワードナー医師[20,21]が高血圧を起こす内因性循環因子として「ジギタリス様物質（Na利尿ホルモン）」の存在を世界で最初に予告しました。

　図3にドゥ・ワードナー医師が報告したジギタリス様物質（Na利尿ホルモン）の特徴を示します。

　その後，「Na利尿ホルモン」は DLIS（ジギタリス様免疫反応物質）と OLS（ウアバイン様物質）と同一物質であることが証明されました。この「Na利尿ホルモン」は視床下部と副腎および血液中に認められます。

　次いで，1992年バランス医師[24]が，高血圧を起こす尿毒素として ADMA（asymmetrical

1961 年（Clin Sci, 1961）, De Wardener が
「高血圧を起こす内因性循環因子」として「Na 利尿ホルモン」
の存在を予告した。
その後, Na 利尿ホルモンは, DLIS と OLS（586.4 Da）
と同じ因子であることが証明された。

＊急性 volume 負荷が, Na 利尿ホルモンの
次の「3つの能力」を高める。
① Natriuresis を引き起こす能力
② Sodium transport（Na^+-K^+-ATPase）を阻害する能力
③ Vascular reactivity を刺激し, 血圧を高める能力

図3　Na 利尿ホルモンの特徴

dimetyl-L-arginine）を発見しました。

　ADMA の分子量は 202 ダルトンと小さい物質（尿毒素）ですが, 蛋白質との結合性
が高いため 4 時間の標準透析では除かれ難く, 数週間から数カ月を要して除かれます。

　臨床的に, 尿毒素は血液中でそれらの多くが蛋白質（アルブミン）と結合しており
測定自体が困難であり, さらに, 測定できたとしても非常に高額であるため, 尿素や
クレアチニンなどのように日常的には測定することができません。

5 「長時間透析＋自由食＋低 QB」 の誕生

　本法は透析患者の高血圧の原因として, "食塩説" を否定し "尿毒素説" が正しいこと
を証明するために 1998 年から試みた全く新しい透析治療法です。

　1998 年当初は「長時間透析とカリウムのみを制限する限定自由食」治療を行ってい
ましたが, 透析の後半になると患者はしばしば「低カリウム血症」になり, 不整脈を
合併することが多く見られるようになりました。また, 現実に, 患者は「食事性のカ
リウム制限」をほとんど実施していませんでした。

　そこで, 2013 年から正式に「長時間透析と限定自由食」から「長時間透析と自由食」
に名称を変更しました。

　図 4 に, かもめクリニックの「長時間透析と自由食の手技」を示します。その特徴
は「1 回 6 〜 8 時間透析」と「健康家族と同じ食事（自由食）」および「200 mL/min
以下の低血液流量（低 QB）」の 3 つです。

食事	自由食：健康家族と同じ食事 ・1日の食塩摂取量　8〜12g ・1日の蛋白摂取量　70〜80g ・1日のカロリー摂取量　1800〜2300kcal ・透析間体重増加量 2.0〜3.5kg
透析回数・時間	週3〜4回・1回6〜8時間
透析方法	血液透析・血液ろ過透析
透析膜	PES膜・CTA膜・PS膜　1.5〜2.5m^2
透析液	重炭酸透析液　300mL/分 エンドトキシンを含まない（測定感度以下）
血液流量	80〜180mL/分

図4 「長時間透析＋自由食＋低QB」のメニュー

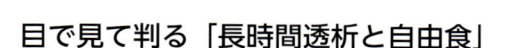

目で見て判る「長時間透析と自由食」

「長時間透析＋自由食＋低QB」の治療効果

「長時間透析＋自由食＋低 QB」の最大の治療効果は "高血圧の正常化と栄養失調の改善（体重増加)" の 2 つを同時に達成できることです。

1 透析患者における「高血圧の正常化の意義」と「高血圧の正常化率」および「降圧薬の減量の仕方」

「長時間透析＋自由食＋低 QB」による透析患者の高血圧の正常化の原因については，既に，Ⅲ．の 2．で説明しました。

ここでは，透析患者における「長時間透析＋自由食＋低 QB」による「高血圧の正常化の意義」と「高血圧の正常化率」および具体的な「降圧薬の減量の仕方」について説明します。

■ 1）透析患者における「高血圧の正常化の意義」

1992 年のシャラ医師の論文[1]の巻頭言（Editorial）で，スクリブナー医師が次の 2 つを指摘しています。

1 つは，透析患者における「高血圧の正常化」が動脈硬化（atherosclerosis）の合併症による死亡を遅らせるか，あるいは，防止します（Normalization of blood pressure in the dialysis patient delays or prevents death from the complications of atherosclerosis.)。

2 つは，十分な透析（adequacy of dialysis）の定義として，「高血圧の十分な管理（adequate control of blood pressure）」と「十分な透析量（adequate dose of dialysis）の確保」および「十分な蛋白質の摂取（adequate intake of protein）」の 3 つをあげています。

このように，スクリブナー医師は，透析患者における「高血圧の正常化」が透析患者の生命予後を決定する重要な要因となっているだけでなく，十分な透析条件を満たす 3 つの項目の内の 1 つとして高く評価しています。

筆者は，「長時間透析と自由食」が透析患者の「高血圧の正常化・栄養失調の改善・高血圧と栄養失調による動脈硬化の進展の防止」を可能にし，透析患者の生命予後を良好にすることができると考えています。

■ 2）高血圧の正常化率（降圧薬非服用率）

筆者は「長時間透析と自由食」を受けており降圧薬をほとんど服用していない透析患者の「基礎血圧（basic blood pressure）」は "7～8 時間の透析終了時の血圧値" を参考にしています。

この "透析終了時の血圧値" は，自宅の安静時の血圧レベルを反映していることが多

いからです。

したがって，筆者は「長時間透析患者における降圧薬の処方」は透析開始時の血圧値よりも"自宅の安静時血圧値，あるいは，透析終了時の血圧値"を目安にすべきと考えています。

この論文で示す平均血圧（MAP）は透析開始前に測定した値です。

2017年8月の1カ月間における4施設の合計460名における降圧薬の服用率と非服用率を調査しました。

かもめクリニックの全透析患者460名において，降圧薬の服用率は460名中136名で29.6%となりました。

降圧薬の非服用患者は324名で70.4%でした。

残念ながら，「降圧薬の非服用率」はシャラ医師の98%には遥かに及ばないものの，4時間透析で見られた約30%と比較すると，2倍以上の高率となっています。

■ 3）降圧薬の減量の仕方

透析導入患者の初回の透析時間は，原則として，6～7時間から開始します。また，他の透析施設で「4時間透析と食事制限」の標準透析を受けていた透析患者が当施設に転院した場合も，原則として，初回は6～7時間から開始します。

6～7時間透析から開始して，不均衡症候群などの不都合な症状が出現しなければ，できるだけ早期に8時間透析へ移行します。

最近の傾向として，導入時や転院時に6～7時間透析から開始すると，ある程度の血圧の低下と栄養の改善がみられるため，6～7時間透析から8時間透析への移行に抵抗する患者が多くなり，本来の目的である8時間透析を実施することが困難になるという困った現象に悩んでいます。そこで，導入時や転院時に患者に十分に説明し了解を得て，"いきなり8時間透析"から開始するようにしています。

透析導入時と転院時において，患者に指導する主要な注意点は2つあります。

1つは，「制限食から自由食」へ，ユックリと変更するように指導します。他の透析施設で長期間にわたり4時間の標準透析を受けた透析患者は"自由食"に対して，最初は"信じられない・有り得ない"という驚きに満ちた表情で聞いています。本当に，心から信用して自由食を食べるようになり，"外食"を時々するまでには数年間が必要です。確実に食べている証拠は，徐々に患者の体重が増加し太って来ることです。

かもめクリニックグループ4施設の内の1つである横浜の透析施設では，"大戸屋の弁当"を良く利用しています。

2つは，降圧薬の減量の仕方を具体的に指導します。

「長時間透析」はすべての降圧薬の降圧効果を遥かに凌ぐ "最強の降圧治療法である" と筆者の体験から確信します。

通常は，自由食にもかかわらず，長時間透析を開始後 1 ～ 3 週目位から降圧が始まります。

時には，最初の第 1 回目の長時間透析から，血圧の変動幅が減少し透析中の血圧が安定化する患者もいます。

いずれにしても，寒冷と季節の変り目および高温と高湿度や気圧変動などの気候変動やさらには何らかの病気による体重減少の時期を除くと，長時間透析を受けている透析患者は，血圧が上昇することはほとんどなく，むしろ，血圧の低下に注意しなければなりません。

特に，強力な降圧薬を服用している患者では透析日はもちろん，非透析日においても降圧薬の作用が増強し，著明な低血圧 ～ 意識喪失発作・転倒事故を起こすことがあります。

したがって，透析導入時や転院時に服用している降圧薬を医師が吟味して，減量または中止すべき降圧薬の順番や降圧薬の減量の仕方を具体的に患者に繰り返し指導します。

筆者が，長時間透析と呼ぶ透析条件は，透析時間として 1 回 6 ～ 8 時間，週 3 ～ 4 回です。1 週間の透析時間は最低 18 時間で，通常は 24 ～ 32 時間を目指しています。

長時間透析に導入後に "中止すべき降圧薬の順番" を説明しましょう。

①最初に，アルドメット®やカタプレス®などの中枢性交感神経抑制薬です。

②次に，アンジオテンシンⅡ受容体拮抗薬（ブロプレス®・ディオバン®・ミカルディス®・オルメテック®・アジルバ®・ニュウロタン®など）です。

③最後に，カルシウム拮抗薬（アムロジン®・ノルバスク®など）やアンジオテンシン変換酵素阻害薬（カプトリル®・レニベース®・アデカット®・タナトリル®など）です。

■ 4）「長時間透析と自由食」の降圧効果の特徴

筆者は，長時間透析に導入または移行直後に，収縮期血圧が 130 mmHg 以下になると降圧薬を中止または半減するように患者を指導します。

このように順調な降圧効果が得られた時には，定期的な降圧薬は中止し，血圧が高い時のみに頓服として弱い降圧薬（少量のアンジオテンシンⅡ受容体拮抗薬やカルシウム拮抗薬およびアンジオテンシン変換酵素阻害薬）を服用するように指導します。

「4 時間透析と食事制限の標準透析における "降圧薬の降圧効果"」と「長時間透析と自由食の "降圧効果"」は明らかに異なります。

　「4時間透析と食事制限」の標準透析における降圧薬の降圧効果の特徴は，コスラ医師とジョンソン医師[10]やダールマン医師とティツエ医師[25]が指摘したごとく，①降圧薬が効きにくく抵抗性を示すこと。②降圧薬を使用していても血圧の変動幅が大きいことです。

　一方，「長時間透析と自由食」における "降圧薬の降圧効果" は，先に述べたごとく，長時間透析の著明な降圧効果のため，早期の降圧薬の減量・中止が必要になります。

　そこで，降圧薬の使用の有無に関係なく "長時間透析と自由食そのものの降圧効果" の特徴を説明しましょう。

　「長時間透析と自由食」の降圧効果の特徴は，①治療開始後の期間に多少の長短はありますが，時間の経過とともに高血圧はユックリと確実に低下し，徐々に降圧薬が減量または不要になります。長時間透析を開始3カ月以後は，収縮期血圧が200 mmHg以上に上昇する頻度は明らかに減少します。②1日の血圧の変動幅が徐々に小さく安定化します。

2　体重増加（栄養状態の改善）

　「長時間透析＋自由食＋低QB」治療を受けた多くの透析患者は透析後体重（いわゆる，基礎体重）が増加し，太って透析患者のほぼ健康時の体重まで回復し栄養状態と貧血が改善します。

　この現象を説明しましょう。

　「4時間透析と厳しい食事制限（特に，食塩制限）の標準透析を受けている多くの透析患者」は，通常，痩せています。

　このような透析患者は透析期間が長くなると，一層の体重減少がみられ，さらに皮膚の色が黒くなり特有の透析患者の顔色と体型になります。

　透析患者が痩せるのは，透析導入前と透析導入後の「長期間の食事制限」と「高血圧の治療として強制的に体重減少を図ること」の2つが原因です。

　2001年フランスのシャラ医師のお弟子さんのシャゾウ医師[26]は透析患者の痩せを "栄養失調" と定義しました。

　シャゾウ医師の成績を図5に示します。

　シャゾウ医師は「週3回・1回8時間透析と1日5gの食塩制限食」治療法（タサン法）を受けた10名の透析患者の透析後体重（いわゆる，基礎体重）を23年間追跡調査しました。

　透析開始12カ月後の体重を100％とすると，11年（132カ月）以後から体重は減少

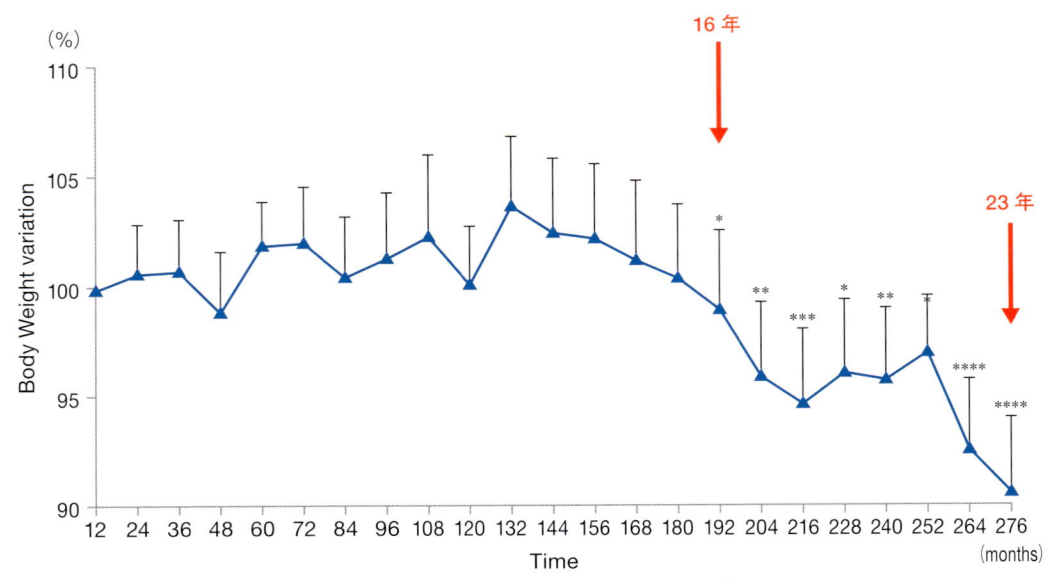

図5 「8時間透析と食塩制限（5g/日）＝タサン法」を受けた10名の透析患者は16年後から体重減少（栄養失調）を起こしました。

傾向を示し，16年（192カ月）以後から統計学的に有意の体重減少を認め，その後23年（276カ月）まで徐々に一層の体重減少を認めました。

　対象の10名は有意の体重減少にもかかわらず，蛋白摂取量やカロリー摂取量は正常で，さらに，血液のアルブミンやプレアルブミンなどの栄養指標は正常範囲内を維持しました。

　これらの成績から，シャゾウ医師は栄養学的かつ血液学的には栄養障害の成績を認めていませんが，10名における16年以後の統計学的有意の体重減少を"栄養失調"と定義しました。

　タサン法は，高血圧の正常化には非常に有効ですが，長期的には"栄養失調"を引き起こす重大な欠点があります。

　一方，シャゾウ医師のタサン法と比較すると，かもめクリニックの「長時間透析＋自由食＋低QB」を受けた多くの透析患者の透析後体重（基礎体重）は増加しました。

　この透析後体重（基礎体重）の増加は，シャゾウ医師によると"栄養失調が改善したこと"を意味します。

　太って透析後体重（基礎体重）が増加する理由は3つあります。

　1つは，自由食のため好きな食物を好きなだけ食べることができるからです。

　食事の制限が全くないことは，透析患者や透析患者の家族にとっても，また，医師

や看護師や栄養士および臨床工学技士にとっても大変気持ちを楽にさせ，患者との人間関係を良好に保つことができます。

また，栄養失調を心配しないで済むことは透析患者にとっても医療者にとっても"夢のような望ましい透析条件"です。

通常，透析患者は長時間透析により"小さい尿毒素から大きい尿毒素まで"多くの尿毒素が除かれ食欲が出て来ます。また，自由食によりしっかりと食べることができるため透析後体重（いわゆる，基礎体重）がドンドンと増加します。着服する服のサイズが合わなくなり，新しい服を購入しなければならないという，患者は嬉しい悲鳴を上げます。

体重の増加は，遂には，透析患者の健康時の体重まで達します。時には，透析患者の健康時の体重を超えることがあります。

このように多くの透析患者は健康時の体重までか，あるいは，健康時の体重をやや超えます。したがって，この治療法を受けている透析患者は"異常な肥満"になるわけではありません。

時々お会いする，シャゾウ医師は「私との個人情報」で，"透析後体重（基礎体重）の増加に上限はない"と云っています。

ここで，「透析後体重」と「基礎体重」という言葉の違いについて，筆者の考え方と表現方法を説明したいと思います。

筆者は，シャラ医師との「個人情報」で，ヨーロッパでは基礎体重とは"降圧薬を服用しないという条件下で，正常血圧を示す時の体重である"と定義されていることを教えてくれました。

確かに，教科書的にはその通りであり，納得の行く定義であるため，筆者は，曖昧さを避けるためにも，降圧薬を服用していない時に"基礎体重"，降圧薬を服用している時に"透析後体重"という言葉を使用するように努力しています。

しかし，現実には，降圧薬を長期間にわたり中止している患者は非常に少ないのが現状です。そこで，筆者は降圧薬ゼロへの願いを込めて，降圧薬の服用の有無に関係なく「いわゆる，基礎体重を"透析後体重（基礎体重)"」と表現しています。

2003年カランタール・ザーデ医師[27]は，体重が増加し太れば太るほど死亡のリスクが低下することを述べています。

カランタール・ザーデ医師[27]の「BMIと死亡の相対危険度」を健常者と血液透析患者の2群間で比較した成績を図6に示します。

健常者では，BMIが上昇すればするほど「死亡の相対危険度」は増加します。一方，血液透析患者では健常者とは真逆で，BMIが上昇すればするほど「死亡の相対危険度」

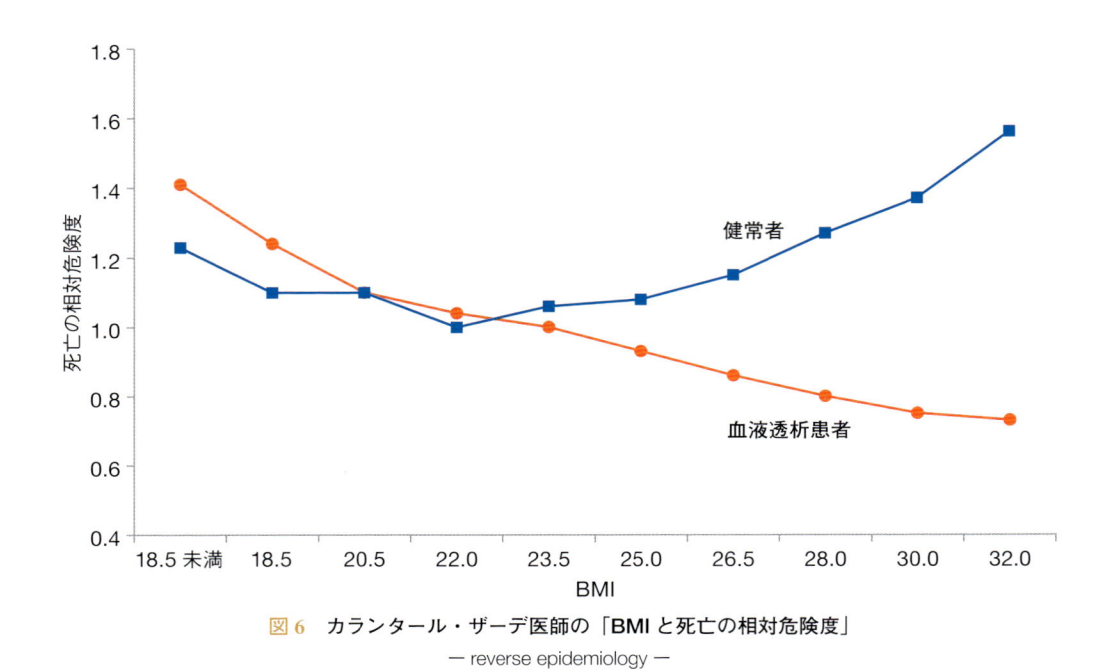

図6　カランタール・ザーデ医師の「BMI と死亡の相対危険度」
― reverse epidemiology ―

1．肥満による循環動態の安定化（hemodynamic stability of obesity）
2．防御性の脂質動員特性（protective adipokine profile）
3．エンドトキシン―リポ蛋白相互作用（endotoxin-lipoprotein interaction）
4．脂肪内への尿毒素の取り込み（toxin sequestration of fat）
5．筋肉の抗酸化作用（anti-oxidation of muscle）
6．逆の因果関係（reverse causation）
7．生存の選択・淘汰（survival selection）

図7　肥満は透析患者の生命予後を改善する。
（paradox survival）：（カランタール・ザーデ医師の講演　2013，6：福岡，JSDT 総会）

は低下します。

　また，図7に示すごとく，2013 年カランタール・ザーデ医師は JSDT の特別講演[28]で BMI が高いと，循環動態が安定するなどの利点を述べています。このように，血液透析患者では健常者とは真逆の疫学的結果が見られたので，カランタール・ザーデ医師[27]はこの現象を「Reverse epidemiology（疫学的逆説現象）」と呼びました。

　カランタール・ザーデ医師[27, 28]の成績から，筆者は "太り過ぎて死んだ人はいない" と透析患者が自信を持って食べて太るように積極的に勧めています。

　不思議なことに，このように健康時か健康時以上に透析後体重（基礎体重）が増加

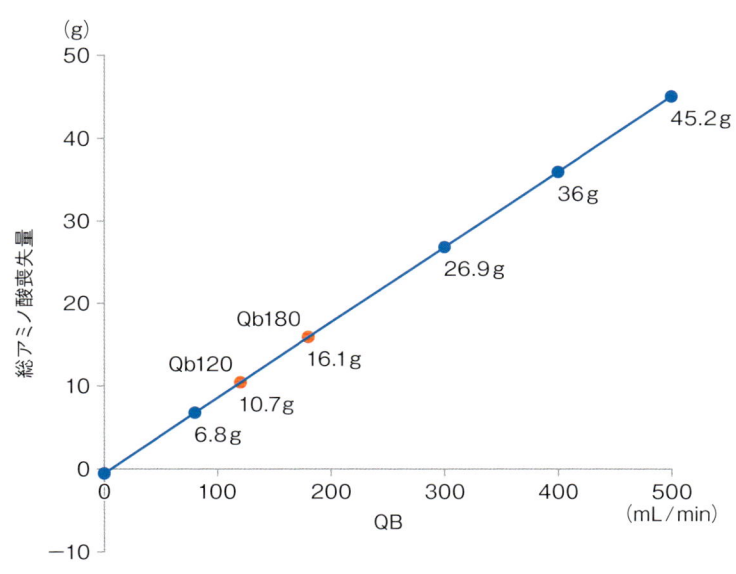

図8　1回の透析における「総アミノ酸喪失量とQBの関係（推測値）」（西山による）

しても，高血圧は起こらず，全身の浮腫もみられません。その理由については，後に詳しく説明します。

しかし，糖尿病の家族歴を持つ透析患者では，急激な体重増加は控えて，ユックリと時間をかけて健康時までの体重増加を図るように指導します。糖尿病の透析患者に対しても食事制限は行っていません。むしろ，積極的に自由食を勧めています。

糖尿病の透析患者も非糖尿病の透析患者と同様にしっかり食べて太って運動するようになると，血糖の管理も良好になり，生命予後が良好になり下肢切断のリスクも減少します。

2つは，透析時間の延長により，食欲を低下させている尿毒素が除かれるからです。

3つは，血液流量として“1分間に200mL以下の低血液流量”を確保することです。

通常の4時間透析では，透析時間を4時間と限定しているため，十分な透析効率を求めて血液流量を1分間に200〜300mL，時には400mLと高血液流量を確保します。

図8に2013年西山[29]による「総アミノ酸喪失量とQBの関係」について，“西山の推測値”を示します。

高血液流量にすればするほど，重要な栄養素で小分子物質であるアミノ酸のロスが多くなり，短期的には透析後の倦怠感の原因になり，長期的には筋肉量が減少し痩せる原因になります。

なぜ，低血液流量が良いのかというと，栄養素であるアミノ酸のロスが少なく，目

的とする "大きい尿毒素" を長時間透析によりより多く除くことができるからです。

尿毒素には "小さい尿毒素から大きい尿毒素" まで色々な大きさの尿毒素が存在します。

"大きい尿毒素の除去" は透析時間[30~32]に依存します。一方，"小さい尿毒素（尿素窒素やクレアチニンおよび尿酸など）や栄養素（アミノ酸など）の除去" は血液流量[29, 33~35]に依存します。

低血液流量は栄養素であるアミノ酸のロスを少なくし，同時に，長時間透析を行うことにより高血圧の原因となる大きい尿毒素を効率良く除くことができます。

3 太ると高血圧が正常化し，痩せると高血圧が起こります。この不思議な現象を説明しましょう。

不思議なことに，「4時間透析と食事制限」の標準透析を受け痩せた透析患者が「長時間透析と自由食」によりほぼ健康時まで体重が増加すると，食事として摂取した "食塩と水分の増加による体液量の増加" は起こらず高血圧も起こりません。また，一旦，健康時まで増加した体重が何らかの原因で痩せると高血圧が起こります。

その理由を説明しましょう。

2015年ダールマン医師とティツエ医師[25]はNa-MRIを用いて「透析患者のNaと水の貯留」と「透析によるNaと水の除去」について報告しました。食事性の多くのNaが「筋肉と皮膚（皮下組織）」に取り込まれ貯留し，食事性の多くの水は「筋肉」に取り込まれ貯留し，ともに，透析による限外濾過により「Naと水」は除かれます。

すなわち，食事として摂取した「過剰のNa」は，体重増加により体全体の細胞の容積が増大し，「容積の増大した体全体の細胞，特に筋肉と皮膚（皮下組織）」に取り込まれます。さらに，「過剰の水」は筋肉に取り込まれます。

このように，自由食として摂取した「過剰のNaと水」は細胞外液量を増大させることなく，増大した体全体の細胞，主として「筋肉と皮膚（皮下組織）」に取り込まれ，細胞外液量の増加による高血圧は起こりません。

逆に，自由食により健康時近くまで増加した体重が下痢や何らかの病気による手術などで入院し痩せると，体全体の容積が減少し，特に，「筋肉量」が著明に減少します。体全体の容積が減少し，特に，「筋肉量」が減少すると，自由食として摂取した「過剰のNaと水」を収容する場所がなくなり，行き場を失った「過剰のNaと水」は細胞外液に溜まることになります。その結果，細胞外液量の増大による高血圧が起こります。これが "食塩説" の正体です。

　「食塩説による高血圧の発症」は，健康時よりもかなり痩せた透析患者において見られる現象です。

　「長時間透析と自由食」による高血圧の正常化の要因は，先にも記したように，第一の要因は長時間透析による食塩感受性尿毒素の除去で，第二の要因が食塩感受性尿毒素の除去による「食塩感受性高血圧から食塩抵抗性正常血圧」への変化です。透析患者の高血圧は，大部分が，第一と第二の要因により正常化します。

　体重増加による透析患者の高血圧の正常化は第三の要因に相当すると，筆者は評価しています。

4 「長時間透析＋自由食＋低 QB」は薬を大幅に減少させることができます。

　その理由を説明しましょう。

　「4 時間透析と食事制限」の標準透析を受けている透析患者は，薬を山ほど処方されています。

　それに比べて「7〜8 時間の長時間透析と自由食」を受けている透析患者は，降圧薬はもちろんのこと貧血の治療薬であるエリスロポエチン製剤や高リン血症に対するリン吸着薬および高カリウム血症に対する高 K 血症治療薬（カリウム吸着薬）など多くの薬を減量することができ，時には，全面的に中止することができます。

　経験的には，薬の服用量は「8 時間透析患者は 4 時間透析患者」のおおよそ 1/2〜1/3 程度まで減量することができます。

　通常，多くの透析患者が服用している必要不可欠な経口薬は「降圧薬，リン吸着薬，高 K 血症治療薬（カリウム交換樹脂），ビタミン D_3 薬」の 4 種類の薬です。

　2017 年 8 月の 1 カ月間において，かもめクリニックの 4 施設の総患者数 460 名中366 名（79.6%）の患者は，4 種類の薬（降圧薬，リン吸着薬，高 K 血症治療薬，ビタミン D_3 薬）の全部，または，一部を服用しています。

　残りの 94 名（20.4%）は 4 種類の薬を全面的に中止しています。

　4 種類の薬の中で，最も重要な降圧薬について，特に，降圧薬の服用率と降圧薬の減量の仕方については，既に，述べました。

　ここでは，高リン血症に対するリン吸着薬と高カリウム血症に対する高 K 血症治療薬（カリウム吸着薬）の 2 つの薬の減量，または，中止について説明します。

■ 1)「リン吸着薬」を減量または中止できる理由について説明しましょう。

2010年道上医師[36]の報告によると，健常者のリンは，骨に85.0％，細胞内液（筋肉）に14.0％および細胞外液（血漿と間質～リンパ液）に1.0％分布しています。

このようにリンは「骨と細胞内液（筋肉）」に合計99.0％分布しています。

したがって，痩せた透析患者がほぼ健康時まで体重が増加すると，食事として摂取したリンは，「透析治療と腸からのリンの排泄」以外に，ほぼ健康時まで容積の増大した「骨と筋肉」に取り込まれ，高リン血症は改善しリン吸着薬を減量または中止することができます。

しかし，現実には，多くの透析患者は高齢で慢性の腎性骨障害を合併しており"骨塩量"が減少しています。

したがって，このような透析患者では骨におけるリンの貯留能力が低下しており，正常の85.0％を保持することは困難で，85.0％をかなり下回っていることが推測されます。

一方，筋肉は「自由食と運動」により健康時近くまで体重が増加すると，食事として摂取したリンの14.0％近くまで筋肉内に貯留することが可能になります。

このように，「透析治療と腸からのリンの排泄」を除くと，リン吸着薬の減量または中止を決定する鍵は，食事として摂取したリンを貯留することのできる「骨塩量と筋肉量」と「二次性副甲状腺機能亢進症の程度と期間」が重要になります。

透析導入後の期間が比較的短く，40～60歳代の比較的若年で痩せていない透析患者では筋肉量がほぼ正常に保たれ，また，副甲状腺ホルモン（i-PTH）が300pg/mL以下に恒常的に良好に管理されていると"骨塩量"は比較的正常近くまで保たれます。

このように「骨塩量と筋肉量」が比較的正常に保たれている透析患者では，「透析治療と腸からのリンの排泄」を除くと，理論上では，食事として摂取したリンの約84.0％近くが骨に取り込まれ，残りの約14.0％が筋肉に取り込まれ，リン吸着薬の大幅な減量または中止が可能になります。

2017年8月の1カ月間における「かもめクリニック4施設」の合計460名におけるリン吸着薬の服用率と非服用率を調査しました。

かもめクリニックの全透析患者460名において，リン吸着薬の服用率は460名中262名で57.0％です。

リン吸着薬の非服用患者は198名で43.0％でした。

■ 2）「高 K 血症治療薬（カリウム交換樹脂）」を減量または中止できる理由について説明しましょう。

1959 年エーデルマン医師[37]は健常者のカリウムは「細胞内液（筋肉）」に 89.6% と「血漿と間質〜リンパ液を含む全細胞外液」に 10.4% 分布していることを報告しました。

血漿と間質〜リンパ液を含む全細胞外液の合計 10.4% のカリウム分布の内訳は，「骨〜軟骨〜皮膚」に 8.0%，「間質〜リンパ液」に 1.0%，「細胞間液」に 1.0% および「血漿」に 0.4% 分布しています。

痩せた透析患者が，自由食により体重が増加し健康時まで容積が増加すると，食事として摂取したカリウムは，「透析治療によるカリウムの除去」以外に，「容積の増大した筋肉」に取り込まれ高カリウム血症は改善し，高 K 血症治療薬（カリウム吸着薬）の減量または中止が可能になります。

「血液のカリウム」は，食事性のカリウムを貯留する臓器（筋肉細胞）の容積のサイズの変化以外に「血液の酸とアルカリ」の影響を強く受けます。

1959 年エーデルマン医師[37]の報告によると，血液の pH が酸性に傾くと筋肉内のカリウムが筋肉外へ移動し，筋肉内のカリウムが減少するとともに血液中のカリウムが増加し「高カリウム血症」が起こります。すなわち，代謝性アシドーシスでは「高カリウム血症」が起こりやすくなります。

一方，血液の pH がアルカリに傾くと血液中のカリウムが筋肉内へ移動し，筋肉内のカリウムが増加するとともに血液中のカリウムが減少し「低カリウム血症」が起こります。すなわち，代謝性アルカローシスでは「低カリウム血症」が起こりやすくなります。

このように，血液がアルカリ性に傾くと，血液中のカリウムは筋肉内に取り込まれやすくなり，時には，低カリウム血症による不整脈を起こすことがあります。

「長時間透析＋自由食＋低 QB」を受けている透析患者の透析前後の「血液の酸とアルカリの変化」を説明しましょう。

図 9 にかもめ・大津港クリニックの 44 名の透析患者の「8 時間透析＋自由食＋低 QB」治療における透析前後の "血液中の酸とアルカリの変化[38]" を示します。

図 9 の左に 8 時間透析前後の pH の変化を示します。

8 時間透析前の平均の pH は「7.357」と正常範囲内で軽度のアシドーシスを示しています。ところが，8 時間透析後の平均の pH は「7.473」と正常範囲を僅かに超える軽度のアルカローシスになりました。

このように，8 時間透析前後の pH は，前後ともにほぼ正常範囲内で，さらに，前

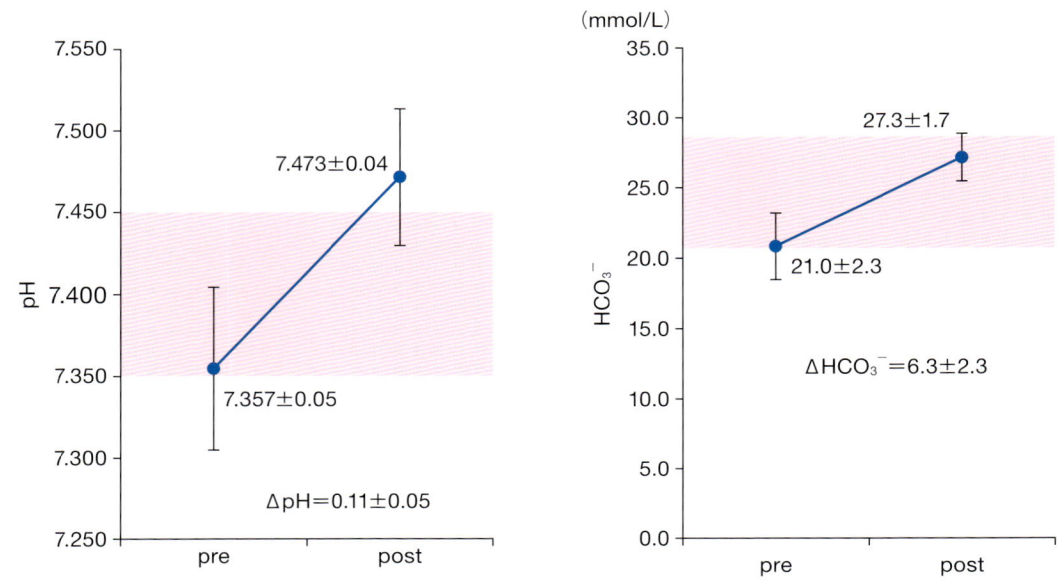

図9 「8時間透析＋自由食＋低血液流量（200 mL/min 以下）」における透析前後の"pHとHCO₃⁻の変化"（n：44名）

後の変化の幅は軽微です。

図9の右に透析前後の HCO_3^- の変化[38]を示します。

8時間透析前の平均の HCO_3^- は「21.0 mmol/L」で，8時間透析後の平均の HCO_3^- は「27.3 mmol/L」でした。

8時間透析前後の HCO_3^- はいずれも正常範囲内で，前後の変化の幅は軽微でした。

このように，「8時間透析＋自由食＋低QB」治療における透析前後の"pHと HCO_3^-"はいずれもほぼ正常範囲内で，さらに，前後の変化の幅は軽微でした。すなわち，透析前は「軽度の代謝性アシドーシス」で，透析後には「軽度の代謝性アルカローシス」に傾いています。

7〜8時間の長時間透析によるカリウムの除去以外に，「容積が増加・正常化した筋肉」にカリウムが取り込まれ，さらに，透析後半の代謝性アルカローシスにより「容積の増加した筋肉」にカリウムが取り込まれやすくなるため，高カリウム血症は改善しやすく，時には，低カリウム血症による不整脈を起こすことがあります。

したがって，「8時間透析と自由食」を受けている透析患者では，高カリウム血症治療薬（カリウム吸着薬）を服用している患者が非常に少ないのが特徴です。

2017年8月の1カ月間における「かもめクリニック4施設」の合計460名における高K血症治療薬（カリウム吸着薬）の服用率と非服用率を調査しました。

かもめクリニックの全透析患者460名において，高K血症治療薬（カリウム吸着薬）の服用率は460名中51名で11.1％でした。

高K血症治療薬（カリウム吸着薬）の非服用患者は409名で88.9％でした。

以上から，①透析時間の大幅な延長，②透析回数の増加，③自由食による透析後体重（基礎体重）の大幅な増加，④8時間の長時間透析により血液が弱酸性から弱アルカリ性へと変化すること，の4つが薬の減量～中止を可能にする有効な透析条件となります。

5 「長時間透析＋自由食＋低QB」は糖尿病透析患者の良好な血糖管理と生存率の大幅な改善を可能にします。

全透析導入患者の中で，糖尿病患者は腎炎を抜き，今や第1位の頻度を占めるに至っています。高齢化する糖尿病透析患者の治療成績が「今後の日本の透析治療成績の良否」を左右する鍵になると云っても過言ではありません。

糖尿病透析患者の治療上の問題点は2つあります。

1つは，高血圧の管理です。

2つは，慢性腎不全と糖尿病という2つの疾患から必要と判断され強力に実施されている「二重の食事制限（慢性腎不全のための食事制限＋糖尿病の治療のための食事制限）」による「高度の栄養失調」です。

糖尿病透析患者においても，高血圧の治療法は「長時間透析と体重増加」が必須条件になります。

すなわち，糖尿病透析患者の高血圧の原因は「透析時間の延長により除かれる高血圧を起こす尿毒素」が主要な原因です。

次いで，「自由食の摂取による過剰なNaと水」は増加した全臓器，特に筋肉と皮下組織に取り込まれます。

糖尿病透析患者に見られる高度の栄養失調（体重減少）は，自由食を積極的に摂取し体重増加を図ることにより解決されます。

自由食の実施において問題となる血糖管理について説明しましょう。

自由食の摂取により透析後体重が増加しても，インスリンなどの抗糖尿病薬を大幅に増加することなく，血糖管理が良好に維持されている患者もいます。このような患者において血糖管理が良好に維持されている理由について考えて見ましょう。

グリコアルブミン（GA）	当院	JSDT（2013）
平均（%）	20.30±3.34	21.20±5.34
20%未満	54.9%	47.1%
24%未満	85.1%	76.8%

図10　血糖管理状況
ーかもめ日立クリニック，2017 年 1〜12 月ー
（糖尿病性腎不全・透析患者 33 名）

1960 年柴田医師[39]によると，健康成人におけるグリコーゲン（糖原＝貯蔵糖）の分布は，筋肉に 68.0%，肝臓に 27.0%および血漿に 5.0%となっています。

糖尿病透析患者が高度の食事制限により痩せると，痩せに比例して筋肉量は減少し，食事として摂取したブドウ糖は減少した筋肉内にグリコーゲンとして取り込まれず高血糖が持続します。

このような痩せた糖尿病透析患者が自由食を摂取し，透析後体重が増加し，透析開始時または健康時の体重近くまで透析後体重が回復すると筋肉量も増加します。筋肉量の増加した状態において，食事として摂取したブドウ糖は増加した筋肉内に貯蔵糖であるグリコーゲンとして蓄えられるのではないでしょうか。

その結果，食事として摂取したブドウ糖は筋肉内に移動して，グリコーゲンとして蓄えられ，高血糖は抑制され良好な血糖管理が可能になると推測します。

自由食の積極的な摂取により「体重増加および筋肉量の増加」が見られるのは，自由食を開始後，通常，数カ月を要します。

体重増加の有無に関係なく，高血糖が続くときはインスリンなどの抗糖尿病薬の開始または増量により良好な血糖の管理を図る必要があります。

「長時間透析＋自由食＋低 QB」治療は糖尿病透析患者の良好な血糖管理と大幅な生存率の改善を可能にします。

図 10 に，2017 年 1〜12 月までの 1 年間における，かもめ日立クリニックの 33 名の糖尿病透析患者のグリコアルブミン（GA）の成績[40]を，2013 年の日本透析医学会（JSDT）[41]の成績と比較しました。

GA の平均値は，かもめ日立クリニックでは 20.3%，JSDT は 21.2%と GA の平均値は「かもめ日立クリニック＜JSDT」となっていました。GA 20%未満の占める割合は，かもめ日立クリニックでは 54.9%，JSDT では 47.1%となっていました。

また，GA 24%未満の占める割合は，かもめ日立クリニックでは 85.1%，JSDT では

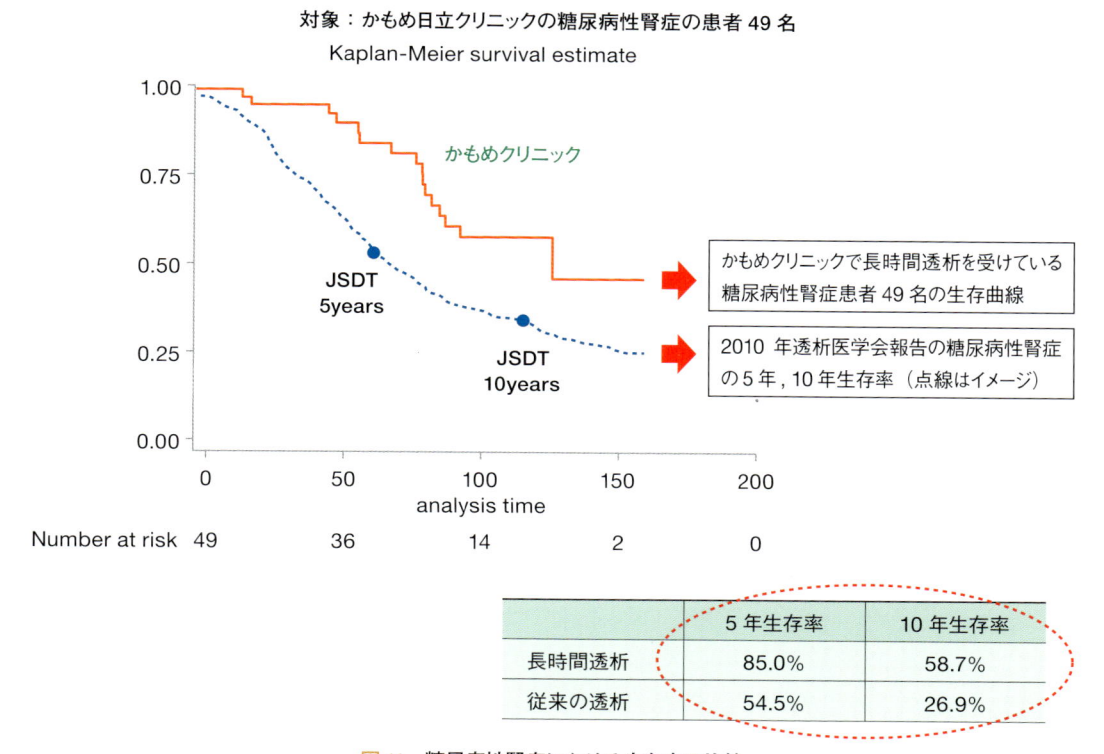

図 11　糖尿病性腎症における生存率の比較

76.8％となっていました。

　このように，自由食にもかかわらず，かもめ日立クリニックの糖尿病透析患者のGA値は，厳しい食事制限を受けているJSDT[41]の成績よりも良好な値を示していました。

　図 11 に，かもめ日立クリニックの 2017 年までの 14 年間に，10 年間以上追跡し得た糖尿病透析患者 49 名の生存率を 2010 年の日本透析医学会（JSDT）[42]の成績と比較して示しました。

　糖尿病透析患者の 5 年生存率は，かもめ日立クリニックでは 85.0％，JSDT では54.5％でした。10 年生存率は，かもめ日立クリニックでは 58.7％，JSDT では 26.9％でした。

　このように，かもめ日立クリニックの糖尿病透析患者の 10 年生存率は，JSDT の 2倍以上と良好でした。

6 「長時間透析＋自由食＋低QB」は高齢透析患者に有効です。

2017年のJSDT[43]によると，2016年12月31日現在の透析導入患者の平均年齢は69.4歳と限りなく70歳に近づいています。

したがって，透析医療者にとっては，「糖尿病と非糖尿病に限ることなく高齢透析患者」を，主たる対象として，より良好な生存を可能にする透析治療法の選択が求められています。

糖尿病と非糖尿病に限ることなく，いずれにも共通する高齢透析患者の問題点は，「高血圧の正常化」と「栄養失調の改善」の2つです。

さらに，高齢者において特に注意すべき透析条件として，「低QBの積極的な選択」が求められます。

1回の透析時間を7〜8時間実施する限り，低QBは透析効率（Kt/V）を低下させることなく，また，分子量の大きい尿毒素である$\beta 2$-MGも透析患者としての正常範囲内（30 mg/dL以下）を維持することができます。しかも，低QBは安定した循環動態を容易に確保することができ，臨床症状も悪化することなく「安全な透析治療」を実施することが可能です。

「長時間透析＋自由食＋低QB」治療を円滑に実施するうえで，検査成績を多少は参考にしますが，検査成績よりも患者の臨床症状を注意深く観察し「適切な"透析後体重（基礎体重）とQB"の設定」を行うことが非常に重要になります。

筆者が実施しているQBの設定について説明しましょう。

筆者は，「維持透析治療における透析時間は8時間とする」を重視し，「8時間透析を維持すること」を最優先として透析条件を設定します。実際に8時間透析を実施するにあたって，最初の2〜3週間は1回7時間透析から入ります。

7時間透析終了後に，疲労感や倦怠感を訴えないようなQBを選択します。体が50 kg以下の体格の小さい人や70歳以上の高齢者および低心機能の患者では，QBは100〜120 mL/minから始めます。

同時に，食事制限を大幅に緩和します。

7時間透析終了後に，疲労感や倦怠感がなく，さらに，頭痛や嘔気などの不均衡症候群の症状がなければ，2〜3週間後に8時間透析に移行します。

初回の7時間透析終了後の「患者の声」は，"4時間透析よりも倦怠感がない・体が軽い・透析終了後休むことなく楽に歩いて帰れた・頭がすっきりとした・顔や体の軽い浮腫みが取れた・食欲が出てきた"など多くの良い臨床効果を述べます。

　「低 QB の選択」は，年齢を問わず，糖尿病透析患者において，特に，有効であるという印象を持っています。

　次に，高齢者の透析治療において心すべき注意点をあげます。

■ 1）高齢透析患者に，食欲を高めしっかりと食べることの重要性を説明します。

　70 歳以上の高齢者の楽しみは「食べること」です。

　高カリウム血症に注意する以外は，患者の好む食べものを好きなだけ食べることを積極的に勧めます。

　高齢者における「食事療法の勉強会」は，原則，実施すべきではないと考えます。その理由は，「食事療法の勉強（指導）→食事制限」に向かうからです。

　どういう訳か，透析治療に従事する医療者は勉強会や指導が大好きです。勉強会や指導の結果，悲惨な結果を招くことになります。

　「トコトン自由食を貫く時期」に「食事療法の勉強会」を実施すると，ひたすら制限食に誘導するというとんでもない結果となります。

　医療スタッフは「食事に関して」余計な制限や指導をすることなく，自由気ままでリラックスした雰囲気を作りましょう。

　多少の配慮は，高カリウム血症を訴える患者に対して果物などの制限に向けられるべきでしょう。

　透析治療としては，透析後疲労感を訴えることなく，食欲が出るような透析治療を実施しなければなりません。

　そのためには，長時間透析の開始時の透析条件としては 1 回 6 ～ 7 時間透析を行い，血液流量は 80 ～ 100 mL/min の極少量の血液流量から始めることを勧めます。

　このような「長時間透析と極少量の血液流量」により高齢透析患者は食欲が出て，透析後の倦怠感もなく，透析効率（Kt/V）も正常範囲内を維持することができます。

　この時期においては，より高い透析効率を求めるよりも，"8 時間透析を抵抗なく受け入れやすい環境を整えること"を優先します。

　食欲が出て体重が増加するようになると，透析時間を 8 時間に延長し，血液流量を徐々に上げて 120 ～ 130 mL/min とします。

　70 歳以上の高齢透析患者の維持透析治療の血液流量は，透析時間が 7 ～ 8 時間では，120 ～ 130 mL/min が妥当と考えます。

　血液流量の増加により，透析後の倦怠感を訴えるときは，再度，血液流量を 100 mL/min 前後まで低下します。

高血液流量による高効率を求める必要はありません。

多くの高齢透析患者は，高血液流量により倦怠感を訴え，続いて，食欲の低下を訴え痩せて来ます。したがって，高齢透析患者には，高効率の透析条件は禁忌と考えるべきでしょう。

週3回このような低血液流量の透析を実施しますと，1～3週間後には倦怠感を訴えることなく食欲が出て"食事が美味しい"という言葉が聞かれるようになります。食欲が出てくる頃になると味覚も回復し積極的に食べたいものを食べるようになります。

このように，食欲が出てくるまでの段階に達することが重要で，この段階に達すれば，まず，第一段階は成功です。

さらに，食欲を妨害するような多剤の薬は，高カリウム血症に対する薬以外は，例えリンが高くても中止し放置する覚悟が必要です。

これらの薬は，食欲が出て安定して食べることができるようになってからユックリと服用するように指導します。

「すべての検査成績を同時に正常化する」という発想は，しばらく横において，栄養の回復を最優先するという治療戦略が重要です。

検査成績が正常化しても，その結果，栄養を失ってしまっては"元も子もない"からです。

■ 2）痩せないことが重要です。しっかり食べて，健康時の体重まで回復すると，患者は勝手に動き回り元気になります。

厳しい食事制限と強制的な体重減少を行うと，痩せて認知症が進行するリスクが高くなるように思います。

高齢者では，食事摂取量が少ないため血液中の尿素窒素やクレアチニンのレベルが低いので，週3回の透析を週2回にするとか，1回の透析時間を4～6時間から3時間に短縮するという治療選択は避けるべきと考えます。

透析治療により除去すべき尿毒素は，尿素やクレアチニンなどの低分子の尿毒素ではなく，食欲を低下させ・痒みを引き起こし・高血圧を起こす，主として，大きい尿毒素です。

大きい尿毒素は，透析時間を十分に延長し，長時間透析を実施しなければ，適切に除くことはできません。

■ 3）経口薬は必要最小限にしましょう。

厳しい食事制限を行い薬漬けにすると，薬でお腹が一杯になり，栄養に必要な食事

を摂取することができません。

治療の優先順位として，まず，栄養状態の回復を図るという治療戦略を立てると，中止または減量すべき薬が明確になります。

■ 4）自主的な運動を見守りましょう。

高齢者にはすべての強制は禁物です。

食欲が出て食べるようになると，患者は勝手に歩き回り，好きな運動を好きなだけ実施するようになります。

医療者が，高齢透析患者に「アアセイ・コウセイ」と指示・命令することを止め，我慢強く見守ることに徹しましょう。

■ 5）高齢者の血圧はやや高め（正常上限）が安全です。

「長時間透析＋自由食＋低 QB」治療は高齢透析患者の高血圧をユックリと確実に低下させます。血液流量が 80 ～ 100 mL/min でも，高血圧はユックリと確実に低下します。

アルドメット®やカタプレス®のような“強力な中枢性交感神経抑制薬”は早期に中止しましょう。

長時間透析により血圧が早期に低下し，アルドメット®やカタプレス®の服用により，低血圧ショックを起こすリスクが高くなるからです。

高齢者では，血圧が急激に低下すると脳血液流量の減少による意識障害や脳梗塞を起こすリスクが増加します。

自宅での収縮期血圧は 140 ～ 150 mmHg 前後を維持することが重要です。

「長時間透析と自由食」を 3 カ月間以上実施すると，収縮期血圧が 200 mmHg 以上の危険な高血圧を起こす頻度は少なくなります。また，血圧はユックリと確実に低下します。

降圧薬の減量のスピードは若年患者よりもより早期に実施することが望まれます。

■ 6）患者の昔の社会的立場（キャリア）を尊重しましょう。

透析医療者の常識に属することですが，患者は思いがけず病気になり，思いがけず週 3 回の透析治療を受けることになりました。それも，生きている限り一生です。

人はプライドを持って生きています。

医療職の人は患者の立場に自分を置き換えて見ましょう。

例えば，昔仕事で勤務していた時の社会的身分（学校の教師または会社の社長）を

尊重し，患者のプライドを守る態度（例えば，1対1で会話する時は，昔学校の教師であれば先生と呼び，会社の社長であれば社長さんと呼ぶ）で接するなどの心配りが重要です。

7　「長時間透析＋自由食＋低 QB」は低心機能の患者に有効です。

筆者の 30 年間以上におよぶ「4 時間透析と厳しい食事制限」の標準透析の経験から，透析患者の低心機能［左室駆出率（EF）＜60％］が一旦起こると，二度と正常に回復することがなく，その後，間を置かず死に至る患者を数多く経験しました。

したがって，透析患者に心機能の低下が見られると，その患者は間もなく死亡するという "死の宣告" を受けたに等しい絶望感におちいったものです。もちろん，この絶望感を患者に伝えることはありませんでした。

このように，4 時間の標準透析では，心機能が一旦低下すると，透析医師としては，全く手の打ちようがなかったのです。

ところが，「長時間透析＋自由食＋低 QB」治療を実施してから，一旦低下した EF が正常に蘇る患者を数多く経験しました。まさに，患者にとっても・医師にとっても「狂喜乱舞」の状態になりました。

筆者が，長時間透析にチャレンジした時に「高血圧の正常化と栄養失調の改善」は，ある程度，期待した通りでしたが，「低心機能の回復」は全く予測していなかった分だけ喜びが倍増しました。

2003 年の暮れに，第 2 回目のフランスのタサン透析センターを訪問した時に，この事実をシャラ医師とシャゾウ医師に話したところ，彼らは，「長時間透析では低心機能の回復はよく見られる現象である。」と筆者に教えてくれました。

4 時間の標準透析では見られない低心機能の回復は，長時間透析では，極く一般的に見られる現象であることが理解できました。

EF＜60％以下の低心機能の患者に対する，筆者らの実践している「透析治療の幾つかの工夫」について説明しましょう。

■ 1）内シャント（AVF）を使用しない透析治療を行います。

正常の人の 1 分間の心拍出量（cardiac output＝CO）は「2.5〜4.5L/ 分」です。内シャントを持つ透析患者のシャントを流れる血液流量は，通常，「1.5〜2.0L/ 分」です。

すなわち，シャントを持つ透析患者は「（2.5〜4.5L/ 分）＋（1.5〜2.0L/ 分）＝

4.0〜6.5L/分」の多量の心拍出量を有することになります。

このように，"内シャントを持った透析患者の心拍出量"は正常の人よりも「1.5〜2.0L/分」の過剰となっており，24時間にわたって心臓に過剰の負担を強いています。

この「1.5〜2.0L/分」の過剰の心拍出量が透析患者に過剰の心負荷を強いて，結果として，「高血圧・高血圧性心不全・各種の心臓弁膜症・低心機能」の原因となっています。

低心機能の原因としては，過剰のシャント血液流量の他に，「各種の心筋症や高度の栄養失調など」があります。

このように，低心機能は過剰のシャント血液流量が原因の1つですが，さらに，一旦，起こった低心機能は過剰のシャント血液流量によって，「一層の低心機能の促進→慢性心不全の原因」となります。

透析治療にとっては，シャントは必要不可欠な存在ですが，心臓にとっては全く邪魔な存在です。特に低心機能の透析患者にとっては内シャントを使用しない透析治療が望まれます。

筆者は，40年以上前から，低心機能の患者やシャントの発達が悪く穿刺困難な患者に対して，両側の「大腿静脈の直接穿刺法[44]」を開発し，症例によっては10〜30年間使用しています。

低心機能の患者の blood access としては，「上腕動脈の擧上」や「心房内へのカテーテル留置法（長期留置型カテーテル法)」なども有効です。

■ 2）栄養状態の改善を図ります。

4時間の標準透析では，多くの透析患者は健康時よりも体重が遥かに減少しています。いわゆる，栄養失調の患者が多く存在します。

栄養失調は心筋にも見られ，心筋が高度の栄養失調になると，心筋の収縮能が低下し，過剰のシャント血液流量の負荷に対して，耐えることができなくなり「心不全」におちいりやすくなります。

2014年前澤利光臨床工学技士と小林弘明医師[45]は第10回の長時間透析研究会で，著明な心不全が，「栄養失調の改善」により正常化した症例を報告しています。

■ 3）低QBを用いた「長時間頻回透析と自由食」の勧め

低心機能におちいった透析患者に対しては，心負荷の少ない低QBを用いた「長時間頻回透析と自由食」が非常に有効です。

低心機能の透析患者には "slow, mild な long and frequent dialysis" がお勧めです。

8 「長時間透析＋自由食＋低 QB」の 17 年間の死亡率と死亡原因

　図 12 に，1999 年から 2016 年までの 17 年間の延べ患者総数 5,402 名における，かもめクリニック 4 施設の死亡率を 2016 年の日本透析医学会（JSDT）[46]の成績と比較して示します。

　かもめクリニックの年間平均粗死亡率は 4.7％で，JSDT は 9.6％でした。このように，かもめクリニックの年間平均粗死亡率は JSDT の約 1/2 でした。

　死亡原因について，1999 年〜 2016 年のかもめクリニックの成績と 2015 年の JSDT[14]の成績を比較し図 13 に示します。

　(1) 心不全（高血圧性心不全）による死亡率は，かもめクリニックでは 7.8％，JSDT では 26.0％でした。かもめクリニックの心不全（高血圧性心不全）による死亡率は JSDT の 1/3 近くまで減少させることができました。

　(2) 脳血管障害による死亡率は，かもめクリニックでは 14.9％，JSDT では 6.6％でした。かもめクリニックの脳血管障害による死亡率は JSDT の約 2.3 倍増加していました。

　かもめクリニックの脳血管障害による死亡は，脳出血よりも脳梗塞の頻度が 1.5 倍多く見られました。

　かもめクリニックにおける「脳血管障害による死亡率が高い理由」として，かもめクリニックにおける年間平均粗死亡率が JSDT の約 1/2 として低く，さらに，心不全による死亡率が JSDT の 1/3 以下と低いため，相対的に脳血管障害による死亡率が高くなったものと推測しています。

　(3) 感染症による死亡率は，かもめクリニックでは 19.9％，JSDT では 22.0％でした。感染症による死亡率は，かもめクリニックも JSDT もほぼ同じでした。

　かもめクリニックの死亡率が JSDT の約 1/2 と減少している理由は心不全（特に，高血圧性心不全）による死亡率の大幅な減少によるものでした。

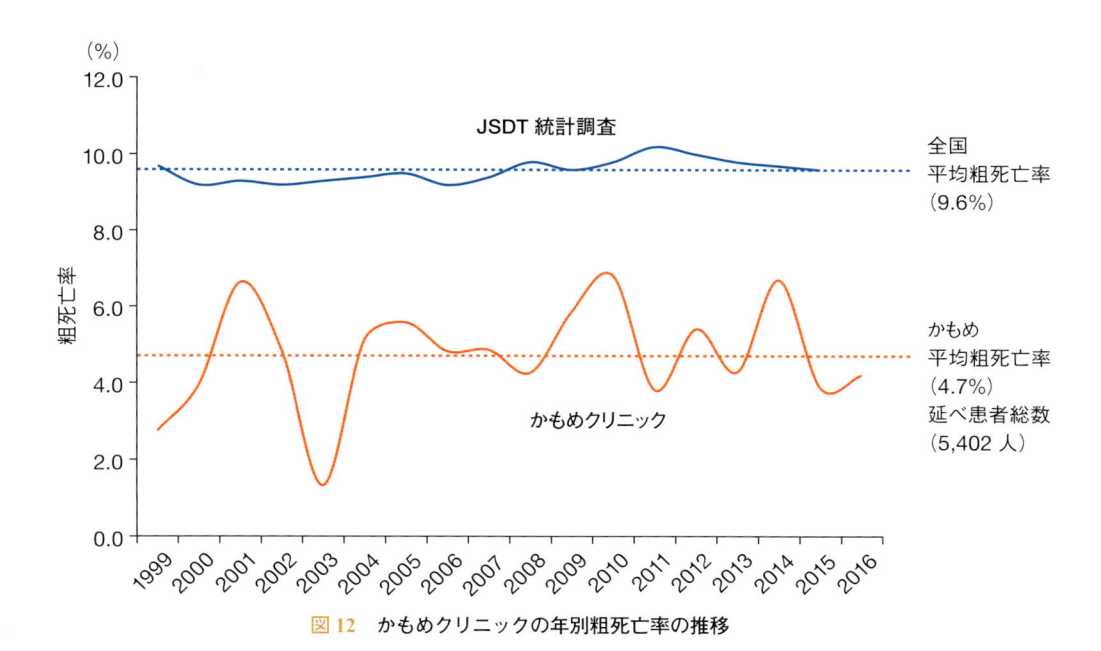

図12　かもめクリニックの年別粗死亡率の推移

	かもめクリニック（282名） （1999〜2016年）	JSDT （2015年）
心不全	7.8%	26.0%
脳血管障害	14.9% 出血／梗塞＝5.3／8.2	6.6%
感染症	19.9%	22.0%
消化管出血	2.5%	1.4%
悪性腫瘍	11.3%	9.3%
悪液質（老衰）／尿毒症	13.8%	4.6%
心筋梗塞	5.3%	4.3%
カリウム中毒／頓死	11.3%	2.6%
肝硬変	1.1%	1.0%
自殺／拒否	0.4%	0.7%
腸閉塞	0.4%	1.1%
肺血栓／肺梗塞	0.7%	0.2%
災害・事故死	1.1%	0.4%
その他	0	9.5%
不明	1.9%	10.2%

図13　かもめクリニックの死亡原因

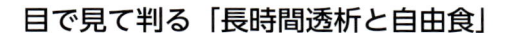

目で見て判る「長時間透析と自由食」

基礎編:
Naは体の中で, どこで, どんな形をして,
何をしているのでしょうか。Naの正体を解明しましょう。

1 「6つの体液分画」の提案

1959年エーデルマン医師[37]は健康な若年成人男性の「5つの体液分画におけるNaと水の分布率」と「5つの体液分画間のNaの移動」について，Naはラジオアイソトープ希釈法を用い，また，水は酸化重水素を用いて実験しました。

図14と図15に，エーデルマン医師[37]が作成した体液分画の原著の図を示します。

エーデルマン医師は，体の総体液分画を「血漿・間質〜リンパ液・骨〜軟骨〜皮膚・細胞間液・細胞内液」の"5つの体液分画"に分類しました。

筆者は，エーデルマン医師[37]の「5つの体液分画」を参考にして，Naの分布率とNaの移動における"骨の重要性"を考慮し，「骨〜軟骨〜皮膚」から「骨」を独立させ，新たに「6つの体液分割」に分類しました。

すなわち，図16〜19に示すように，人の総体液分画を「骨・血漿・間質〜リンパ液・軟骨〜皮膚・細胞間液・細胞内液」の"6つの体液分画"に分類しました。

まず，本論文で使用する"狭義の細胞外液＝細胞外液"について説明します。

通常，"広義の細胞外液"とは細胞内液を除く，「その他の5つの体液分画の体液」を意味します。

しかし，本論文では図16〜19に示すように，「血漿と間質〜リンパ液」の2つの体液分画を"狭義の細胞外液＝細胞外液"と定義します。

その理由を説明しましょう。

1959年エーデルマン医師[37]は健康な成人では「間質〜リンパ液」は"血漿の限外濾過液（ultrafiltrate）"であり，「血漿」と「間質〜リンパ液」の相違については，血漿は蛋白質を含んでいますが間質〜リンパ液は蛋白質を含んでいないことを述べています。

すなわち，蛋白質以外の"Naと水"に関しては「血漿」と「間質〜リンパ液」の2つの体液分画は，組成や性質から"同一の体液分画である"と評価することができます。

そこで，本書では「血漿」と「間質〜リンパ液」の"2つの体液分画"を，1つの体液分画として"狭義の細胞外液＝細胞外液"として扱います。

すなわち，項目によっては「6つの体液分画」を「骨・細胞外液（血漿・間質〜リンパ液）・軟骨〜皮膚・細胞間液・細胞内液」の5つの体液分画として扱うことになります。

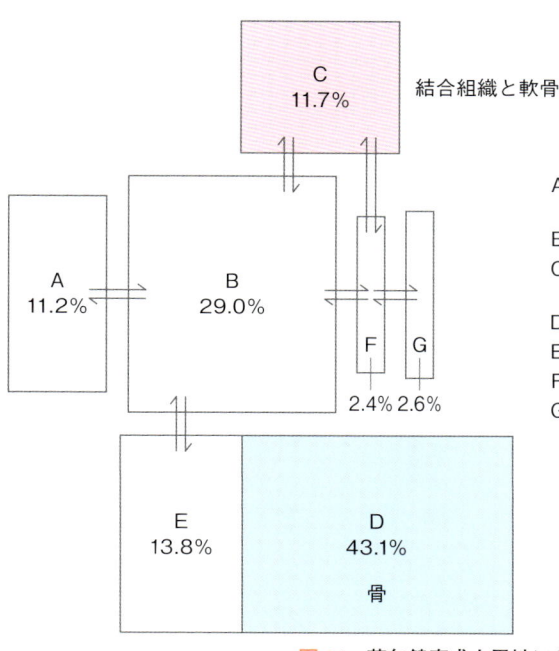

C
11.7%　　結合組織と軟骨

A
11.2%

B
29.0%

F　G

2.4% 2.6%

E
13.8%

D
43.1%

骨

A. PLASMA SODIUM-11.2% OF TOTAL
   BODY SODIUM.
B. INTERSTITIAL-LYMPH SODIUM-29.0%
C. DENCE CONNECTIVE TISSUE AND
   CARTILAGE SODIUM-11.7%
D. TOTAL BONE SODIUM (INCLUDING E)-43.1%
E. EXCHANGEABLE BONE SODIUM-13.8%
F. INTRACELLULAR SODIUM-2.4%
G. TRANSCELLULAR SODIUM-2.6%

測定法：ラジオアイソトープ希釈法

図 14　若年健康成人男性における体内の Na 分布

― 1959，Edelman の original ―

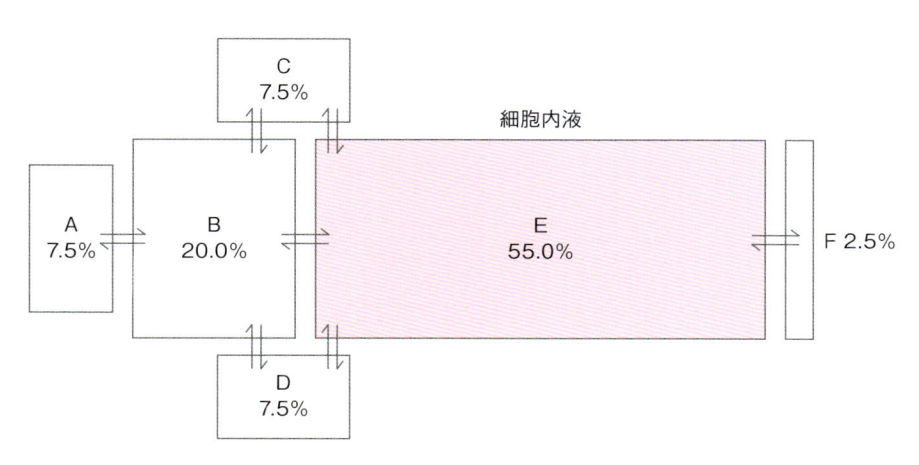

C
7.5%

細胞内液

A
7.5%

B
20.0%

E
55.0%

F 2.5%

D
7.5%

A. PLASMA WATER-7.5% OF BODY WATER
B. INTERSTITIAL-LYMPH WATER-20.0%
C. DENCE CONNECTIVE TISSUE AND CARTILAGE WATER-7.5%
D. BONE WATER-7.5%
E. INTRACELLULAR WATER-55.0%
F. TRANSCELLULAR WATER-2.5%

測定法：
1. Deuterium Oxide (D2O)
2. Tritium Oxide (HTO)

図 15　若年健康成人男性における体内の水分布

― 1959，Edelman の original ―

Ⅴ　基礎編：Naは体の中で，どこで，どんな形をして，何をしているのでしょうか。Naの正体を解明しましょう。

Ⅴ
基礎編：Naは体の中で，どこで，どんな形をして，何をしているのでしょうか。Naの正体を解明しましょう。

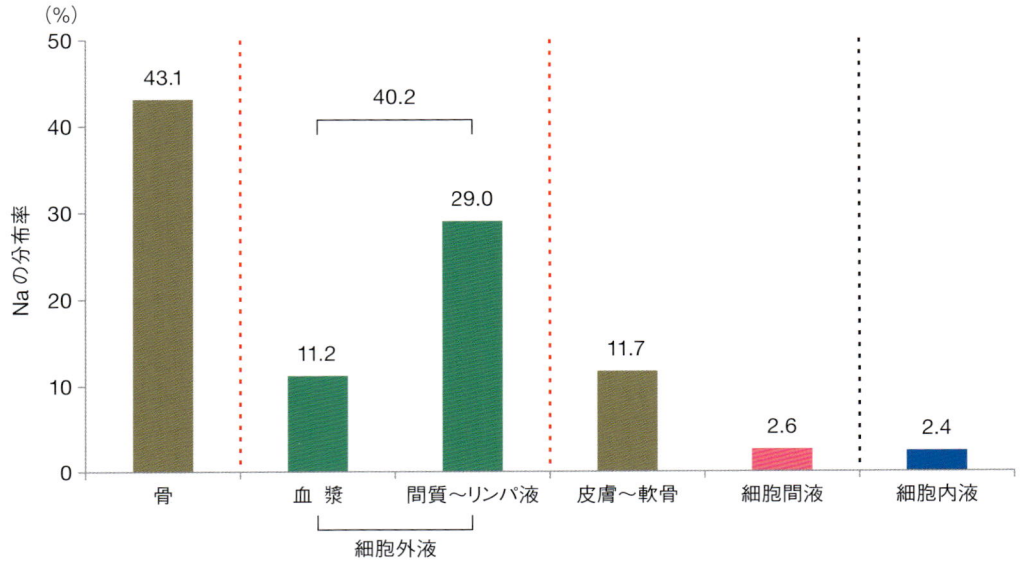

図16　6つの体液分画の「Naの分布率（%）」
ーエーデルマン医師の成績を参考に筆者が作成ー

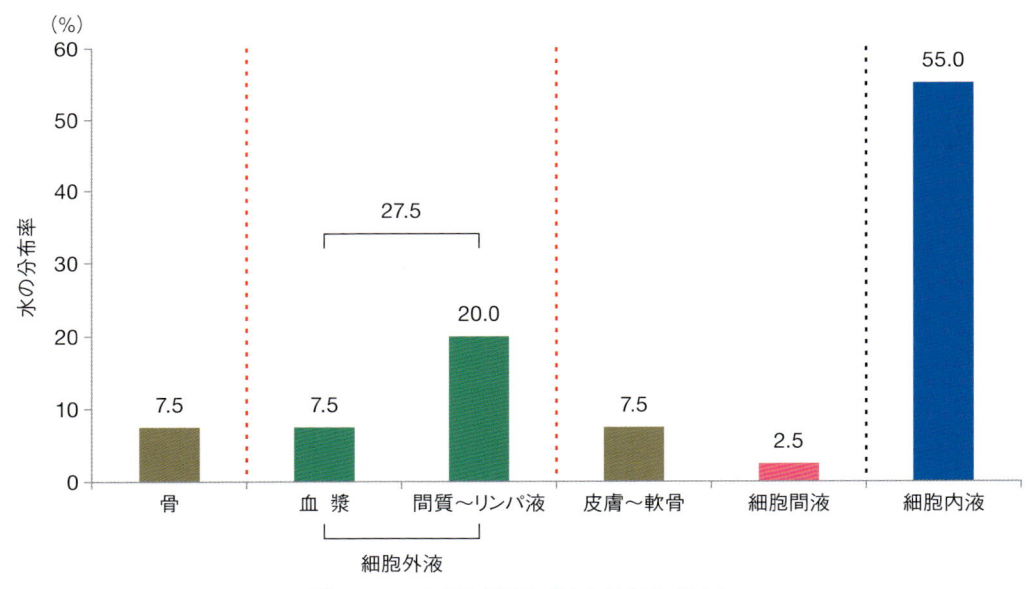

図17　6つの体液分画の「水の分布率（%）」
ーエーデルマン医師の成績を参考に筆者が作成ー

2 6つの体液分画の「Naと水の分布率」と「6つの体液分画のNaの濃度」

図16に，エーデルマン医師[37]の実験を参考に分類した「6つの体液分画における Na の分布率」を示します。

Na の分布率については，骨は 43.1%・細胞外液（血漿と間質～リンパ液）は 40.2%・軟骨～皮膚は 11.7%・細胞間液は 2.6%・細胞内液は 2.4% となっています。

さらに，骨の Na の 43.1% の内，約 1/3 に相当する 13.8% の Na が，「交換性骨 Na（exchangeable bone sodium）」として，"骨と細胞外液の間"で Na の移動を行っています。

このように，体液分画における「Na の分布率の大きさ」は，骨＞細胞外液（血漿と間質～リンパ液）＞軟骨～皮膚＞細胞間液＞細胞内液となります。

「骨」は体の中で，最大の Na の貯蔵庫です。

「骨の Na（43.1%）と細胞外液（血漿と間質～リンパ液）の Na（40.2%）」が体の総 Na の 83.3% と大部分を占めています。

図17に，エーデルマン医師[37]の実験を参考に分類した「6つの体液分画における水の分布率」を示します。

水の分布率については，骨は 7.5%・細胞外液（血漿と間質～リンパ液）は 27.5%・軟骨～皮膚は 7.5%・細胞間液は 2.5%・細胞内液は 55.0% となっています。

このように，体液分画における「水の分布率の大きさ」は，細胞内液＞細胞外液（血漿と間質～リンパ液）＞骨＝軟骨～皮膚＞細胞間液となります。

「細胞内液」は体の中では，最大の水の貯蔵庫です。

「細胞内液の水（55.0%）と細胞外液（血漿と間質～リンパ液）の水（27.5%）」が体の総水の 82.5% と大部分を占めています。

図18に，エーデルマン医師[37]の実験を参考に分類した「6つの体液分画の Na の濃度」を筆者が計算しました。

6つの体液分画の Na の濃度＝「6つの体液分画の Na の分布率 /6 つの体液分画の水の分布率」から求めました。

6つの体液分画の Na 濃度については，骨は 5.75・細胞外液（血漿と間質～リンパ液）は 1.46・軟骨～皮膚は 1.56・細胞間液は 1.04・細胞内液は 0.04 となります。

従って，体液分画における「Na 濃度の高さ」は，骨＞軟骨～皮膚＞細胞外液（血漿と間質～リンパ液）＞細胞間液＞細胞内液となります。

このように，骨は全臓器の中で「最大量かつ最高濃度の Na」を保有する"最大の Na の貯蔵庫"です。

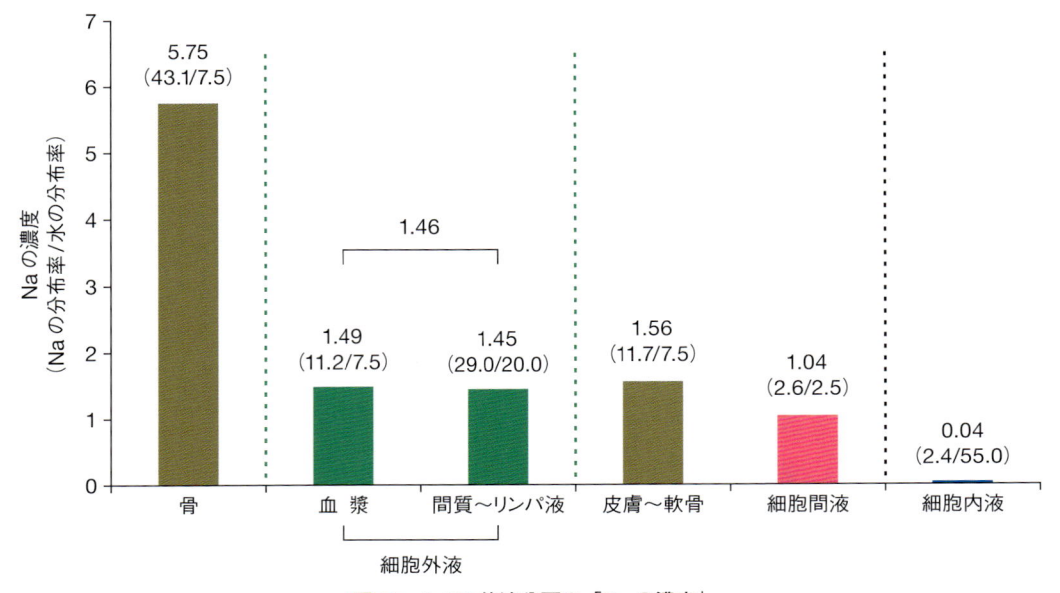

図 18　6 つの体液分画の「Na の濃度」
―エーデルマン医師の成績を参考に筆者が作成―

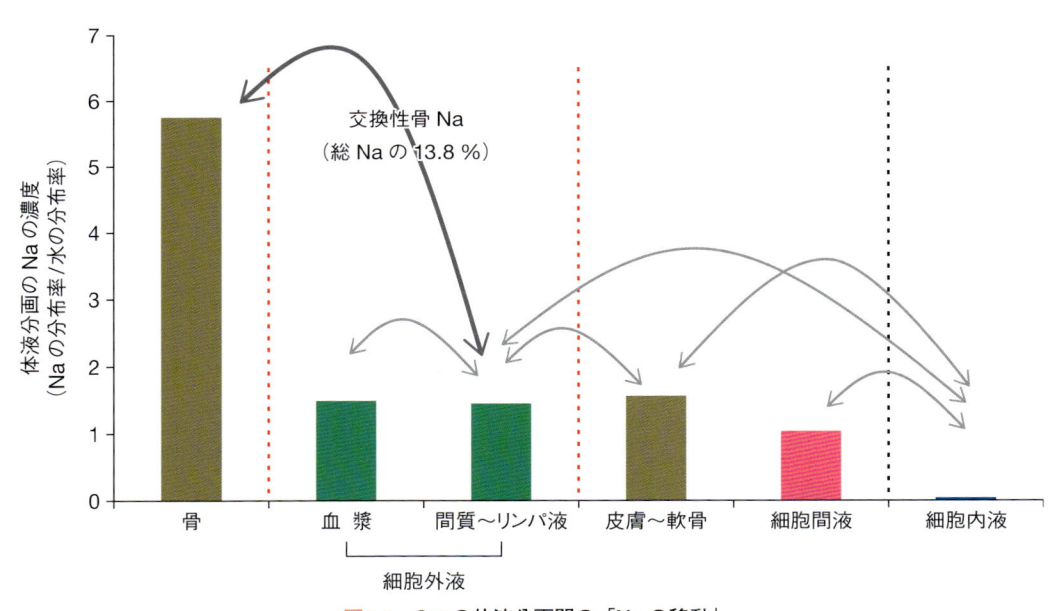

図 19　6 つの体液分画間の「Na の移動」
―エーデルマン医師の成績を参考に筆者が作成―

Ⅴ　基礎編：：Na は体の中で，どこで，どんな形をして，何をしているのでしょうか。Na の正体を解明しましょう。

骨において Na はどのような形で存在しているのでしょうか？

骨の Na は，軟骨や皮膚（皮下組織）の Na と同様に，骨や軟骨および皮膚（皮下組織）の基質成分である「陰性荷電のグリコサミノグリカン（glycosaminoglycans=GAGs）」と電気的に結合して存在します。GAGs は多くの場合硫酸基と結合しています。

GAGs は次の 4 種類に分類されます。①ヒアルロン酸②コンドロイチン硫酸③デルマタン硫酸④ヘパリンの 4 種類です。

GAGs の特徴は，電気的に負に強く荷電している酸性多糖であることです。

GAGs はその polyanionic character を利用して，Na と電気的に結合し「osmotically inactive Na（浸透圧的非活性 Na）」として「骨・軟骨・皮膚（皮下組織）」に分布しています。

すなわち，GAGs は陰性に荷電した polyion で，Na との荷電力（charged density）は sulfation grade により決まります。

2010 年ティツエ医師[47]は，皮膚の皮下組織に存在する GAGs の plyanionic character が皮下組織の Na の貯留において，非常に重要な役割を果たすことを述べています。

その詳細は，後に詳しく説明します。

3 「6つの体液分画間の Na の移動」と「6つの体液分画の Na homeostasis」

エーデルマン医師[37]の実験を参考に分類した「6 つの体液分画間の Na の移動」について説明します。

図 19 に，6 つの体液分画間の「Na の移動」を示します。

Na は 6 つの体液分画に蓄えられていますが，同時に，6 つの体液分画間を Na が互いに移動し，各体液分画の Na 濃度を正常範囲内に維持しています。

エーデルマン医師[37]によると，骨の Na の 43.1％の内，約 1/3 に相当する 13.8％の Na が細胞外液（血漿と間質〜リンパ液）との間で「交換性骨 Na（Exchangeable bone Na）」として，"骨と細胞外液（血漿と間質〜リンパ液）の 2 つ（厳密には 3 つ）の体液分画間" で Na の移動を行っています。

また，エーデルマン医師によると，「骨の Na」は細胞外液（血漿と間質〜リンパ液）以外の体液分画の Na とは，Na の移動を行っていません。

骨は全 Na の 43.1％を占めています。

「骨の Na の約 1/3 に相当する 13.8％の Na」が "細胞外液（血漿と間質〜リンパ液）" とだけ Na の移動を行っています。

次に，「細胞外液（血漿と間質〜リンパ液）の Na」は骨以外にも"軟骨〜皮膚の Na"および"細胞内液の Na"と直接的な Na の移動を行っています。

「細胞外液（血漿と間質〜リンパ液）の Na」は"細胞間液の Na"とは，"細胞内液の Na"を介して間接的な Na の移動を行っています。

以上から，6 つの体液分画間の Na の移動の中心は「細胞外液（血漿と間質〜リンパ液）の Na」です。「細胞外液の Na」と最大の Na の移動を行っている体液分画が骨の Na です。

「細胞外液と骨」と「細胞外液と軟骨〜皮膚」および「細胞外液と細胞内液」さらには「細胞外液と細胞間液」の 4 つの臓器間の Na の移動が"細胞外液（血漿と間質〜リンパ液）の Na のホメオスターシス"を調節しているのではないでしょうか。

4　Naには２つのタイプがあります。：osmotically active Na（浸透圧的活性Na）とosmotically inactive Na（浸透圧的非活性Na）の２つです。

1936 年ハリソン医師[48]は，Na には Na の浸透圧を利用して水と結合する「osmotically active Na（浸透圧的活性 Na）」と Na の電気的力（陽性荷電）を利用して水に溶けることなく「Na の陽性荷電と結合組織（GAGs）の陰性荷電」が結合した「osmotically inactive Na（浸透圧的非活性 Na）」の 2 つのタイプの Na が存在することを報告しました。

「細胞外液（血漿と間質〜リンパ液）・細胞間液・細胞内液の Na 濃度」は 1.47 以下で，これらの Na が"osmotically active Na（浸透圧的活性 Na）"です。

「細胞外液（血漿と間質〜リンパ液）・細胞間液・細胞内液の Na」は水に溶けて溶液として存在します。この水に溶けて溶液として存在する Na を「osmotically active Na（浸透圧的活性 Na）」と呼びます。浸透圧的活性 Na は体の総 Na の 45.2％を占めます。

「骨・軟骨〜皮膚（皮下組織）の Na 濃度」は 1.48 以上で，これらの Na が"osmotically inactive Na（浸透圧的非活性 Na）"です。

骨・軟骨〜皮膚（皮下組織）のような結合組織に溶け，「骨の Na」は骨の GAGs と結合し，「軟骨〜皮膚（皮下組織）の Na」は軟骨〜皮膚（皮下組織）の GAGs と結合して結合組織内に溶けて存在します。

この結合組織内に溶けて存在する Na を「osmotically inactive Na（浸透圧的非活性 Na）」と呼びます。浸透圧的非活性 Na は体の総 Na の 54.8％を占めます。

健常者の体の中の Na の占める割合は，浸透圧的非活性 Na（54.8％）＞浸透圧的活

性 Na（45.2％）となっており，浸透圧的非活性 Na の方が浸透圧的活性 Na よりも体内ではより多く存在します。

2000 年ヘール医師[49]が人の実験により，また，2002 年ティツエ医師[50]が動物実験により「浸透圧的活性 Na と浸透圧的非活性 Na の体内分布の比率」が「食塩感受性高血圧と食塩抵抗性正常血圧」の決定因子となることを報告しました。

すなわち，体全体の「浸透圧的活性 Na 量と浸透圧的非活性 Na 量」の相対的関係から，「食塩感受性と食塩抵抗性」は次のように定義されます。

浸透圧的活性 Na 量＞浸透圧的非活性 Na 量＝食塩感受性です。

浸透圧的活性 Na 量＜浸透圧的非活性 Na 量＝食塩抵抗性です。

ティツエ医師[50]は「体内における浸透圧的非活性 Na の貯留能の減少（reduced osmotically inactive Na storage capacity）」が食塩感受性高血圧の原因であることを報告しています。

この興味深い考え方は，後に詳しく説明します。

5 Na代謝における骨の役割：骨は「Naの最大の貯蔵臓器」であると同時に「細胞外液へのNaの最大の供給臓器」です。

骨はどのようにして Na を蓄え・Na を放出しているのでしょうか？　Na 代謝における骨の役割を説明しましょう。

1956 年ニコルス Jr 医師とニコルス医師[51]は，「骨の Na 代謝への関与」について，実に，興味深い言葉を記しています。

骨は多くの Na の「提供者，または，受領者」としての役割を果たしていることを述べています。

英語では "Bone act as a donor or acceptor of significant numbers of sodium ions." と記しています。

■ 1）「骨から細胞外液への Na の移動」を促進する条件

骨が細胞外液への "Na 提供者（donor）" として機能する条件を説明します。

（1）代謝性アシドーシス

1955 年ベルグストローム医師[52]はネズミの動物実験により，また，1956 年ニコルス Jr 医師とニコルス医師[51]は犬の動物実験により，急性の代謝性アシドーシスを起こすと，骨の Na が細胞外液（血漿と間質～リンパ液）に大量に移動し，その結果，骨の

Naが減少し，同時に，細胞外液（血漿と間質〜リンパ液）のNaが増加することを報告しました。

1955年ベルグストローム医師[52]はネズミの動物実験により，代謝性アシドーシスが「骨から細胞外液へのNaの移動」を促進する最大の要因であることを述べています。

彼は英語で「Acidosis may be of crucial importance in the mobilization of bone sodium. Acidosis per se may be essential to the removal of bone sodium.」と表現しています。

代謝性アシドーシスが「骨から細胞外液（血漿と間質〜リンパ液）へのNaの移動」を促進する最大の要因です。

また，ベルグストローム医師[52]は，代謝性アシドーシスでは骨のNaは重曹（NaHCO3）の形で細胞外液に放出されることを述べています。英語では「Sodium might be liberated during acidosis（as NaHCO3）whether there were net loss of sodium from the body or not.」と表現しています。

1955年ベルグストローム医師[52]は，「急性のNaの枯渇＋代謝性アシドーシス」を起こすと，骨から「NaとK」のロスが増加し，合わせて，骨から炭酸水素塩（bicarbonate）が「NaとK」と等価の割合で除かれることを述べています。

（2）Na利尿薬

1955年ベルグストローム医師[52]はNa利尿薬（アセトゾラマイド＝ダイアモックス®）を使用すると，骨のNaが細胞外液に急激かつ大量に移動し，骨のNa量が急激かつ大量に減少し，その結果，細胞外液に移動した大量のNaが腎臓を介して尿中に大量に排泄されることを証明しました。

（3）低Na食

1956年ニコルスJr医師とニコルス医師[51]は，犬を用いた動物実験で，高度の低Na食の負荷を行いNaの欠乏を起こすと，骨のNaが著明に減少し細胞外液のNaが増加することを報告しました。

（4）副腎機能低下

1951年ステルン医師[53]と1955年ホワイト医師[54]はネズミを用いた動物実験で，副腎摘出により副腎機能が低下すると，骨のNaの著明な減少と細胞外液のNaの著明な増加が見られることを報告しました。

以上をまとめます。

「骨から細胞外液（血漿と間質〜リンパ液）へのNaの移動」を促進する最大の要因は代謝性アシドーシスです。次いで，副腎機能低下・Na利尿薬の使用・低Na食の負荷があげられます。

■ 2)「細胞外液から骨への Na の移動」を促進する条件

骨が細胞外液の Na の "Na 受領者（acceptor）" として機能する条件を説明します。

（1）代謝性アルカローシス

1955 年ベルグストローム医師[52]は，ネズミを用いた動物実験を行い，アシドーシスの回復期（アルカローシスに傾く時期）になると，骨からの Na の喪失が減少することを報告しました。

ベルグストローム医師[52]は，アシドーシスの回復期に見られた「骨の Na」が細胞外液へ移動することなく骨に留まることを，「Na の "骨への隠遁（sequestration）"」と表現しています。

「骨の Na の隠遁（sequestration）」とは，骨の Na が細胞外液へ移動して喪失することなく，骨に貯留したままで骨の Na が減少しないことを意味します。

Sequestration とは，日本語に訳すと "隠遁" 以外に "引き籠り" という意味があります。すなわち，「骨の Na」が "骨に引き籠もって" 骨から細胞外液に移動しないことを意味します。

ここでは，sequestration を日本語で "隠遁" と訳します。

「骨の Na の隠遁が小さい＝骨から細胞外液への Na の移動が大きい＝骨の Na の減少量が多い」ことを意味します。

逆に，「骨の Na の隠遁が大きい＝骨から細胞外液への Na の移動が小さい＝骨の Na の減少量が少ない」ことを意味します。

言い換えると，「骨と細胞外液の間の Na の移動」について "骨を中心として考えた表現" です。

代謝性アシドーシスから代謝性アルカローシスへ変化すると，「骨から細胞外液」への Na の移動が減少または停止し，結果として，「細胞外液から骨」への Na の移動が促進し「骨の Na が増加」することになります。

1955 年ベルグストローム医師[52]は，臓器における Na の貯留について，序言で「Concentration of 1 mEq. per litter in acidosis and of 22 mEq. per litter in alkalosis are reported.」と表現しています。

ベルグストローム医師[52]はネズミの筋肉細胞を用いた実験を行っています。彼は，ネズミの筋肉細胞の Na の貯留における代謝性アシドーシスと代謝性アルカローシスの影響を比較しました。

筋肉細胞では，アシドーシス / アルカローシス＝1/22 です。

すなわち，アシドーシスにおける 1 の Na が，アルカローシスでは 22 の Na に相当し

ます。

　言い換えると，代謝性アシドーシスでは筋肉細胞に Na を蓄えることが難しいのですが，代謝性アルカローシスでは筋肉細胞に Na を蓄える能力がアシドーシスの 22 倍も増加することを示唆しています。

　骨においても，代謝性アルカローシスでは Na を蓄える能力が代謝性アシドーシスよりも高い可能性が推測されます。

　1946 年ダーロウ医師[55]は，ネズミを用いた動物実験を行い，1 週間低気圧に曝すとネズミがアルカローシスに傾くことを報告しています。

（2）高 Na 食

　1946 年ダーロウ医師[55]が，また，1951 年ギャンブル医師[56]が，過剰の Na の負荷を行うと，骨の Na 量が減少しないことを報告しました。

　すなわち，過剰の Na の負荷により，骨の Na の隠遁（sequestration）が大きくなることを述べています。

　1956 年ニコルス Jr 医師とニコルス医師[51]が，成人のネズミに慢性の Na の負荷を行うと，骨の Na 濃度が高くなることを報告しました。

（3）副腎機能亢進

　1956 年ニコルス Jr 医師とニコルス医師[51]は，ネズミにストレスを与え副腎機能が亢進すると，Na の体内への貯留が起こり，「細胞外液から骨への Na の移動」が促進し，骨の Na 量が増加することを報告しました。

　以上をまとめます。

　「細胞外液（血漿と間質〜リンパ液）から骨への Na の移動」を促進する要因として代謝性アルカローシス・慢性の高 Na 食の負荷・ストレスによる副腎機能亢進があげられます。

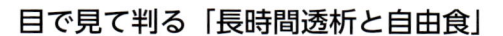

目で見て判る「長時間透析と自由食」

研究編：食塩感受性と食塩抵抗性

1 はじめに

「高血圧と食塩の関係」について，従来から，"高血圧と食塩の摂取量"を問題にしています。すなわち，「高血圧と食塩の関係」は，食塩の摂取量が多いから高血圧が起こり，食塩の摂取量が少ないから高血圧が起こらないという，単純な「高血圧と食塩の摂取量の問題である」と考えられていました。

しかし，実は，「食塩と高血圧の関係」は，それほど単純ではなく，高血圧と関係するのは食塩摂取量の多少よりも，食塩負荷に対する"人や動物の血圧の反応（blood pressure response to salt）"がより重要であることがダール医師[17, 18, 57, 58]の実験により証明されました。

食塩負荷に対する人や動物の"血圧の反応"が亢進している状態を「食塩感受性」，一方，食塩負荷に対する人や動物の"血圧の反応"が抑制されている状態を「食塩抵抗性」と呼びます。

研究編では，人や動物の"食塩負荷に対する血圧の反応（食塩感受性と食塩抵抗性）とその背後に存在する Na 代謝"を文献的に明らかにすることを目的として作成しました。

2 腎機能正常の人や動物における「食塩感受性と食塩抵抗性」の研究

「食塩感受性と食塩抵抗性」という現象について，実は，多くの研究者が 1960 年代からその研究に携わり，多くの研究成果を報告しています。

筆者が興味を持った幾つかの論文を紹介しましょう。

「食塩感受性と食塩抵抗性」はダール医師に始まり，ダール医師に終わる，といってもよい程ダール医師は多くの研究者にとって大きな影響力を与えている研究者です。

まず，ダール医師の動物実験の成績を紹介しましょう。

■ 1）1960〜1974 年ダール医師の 3 つの動物実験

1960 年代の初頭，ダール医師が「食塩と本態性高血圧」の因果関係を解明する目的で，ネズミを用いた動物実験を行い「食塩感受性と食塩抵抗性」が遺伝によって決定することを証明しました。

ダール医師は多くの研究論文を発表しています。

ダール医師の 1962 年の 2 つの論文[17, 18]と 1964 年の 1 つの論文[57]および 1974 年の 1

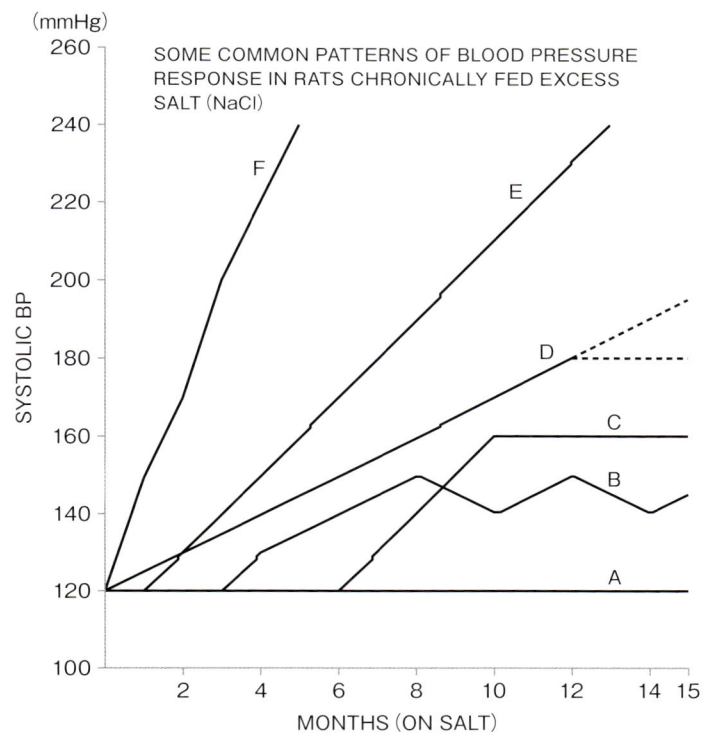

図 20　9％の高食塩負荷後の「6つ（A〜F）の血圧パターン」
－ダール（Dahl）医師の動物実験－

つの論文[58]の合計 4 つの論文を中心に彼の発表した成績を紹介しましょう。1962 年の 2 つの論文[17, 18]が「食塩感受性と食塩抵抗性」についてダール医師が発表したオリジナルの論文であることを，ダール医師が自ら述べています。

　これら 4 つの論文は，ダール医師が腎機能正常動物における“食塩感受性と食塩抵抗性”の実験成績を報告したものです。

（1）ダール医師の第一の動物実験：「食塩感受性と食塩抵抗性」を決定するのは“遺伝”です。

　図 20 にダール医師がネズミに高食塩食を負荷した時の血圧の変化（A〜F）を示します。

　ダール医師の第一の動物実験は，実験的にネズミに高食塩食を食べさせ続けて，「高血圧ネズミ」と「正常血圧ネズミ」を選択的近親交配（selective inbreeding）という技術を応用して作成することに成功しました。

　この実験方法と実験結果を説明しましょう。

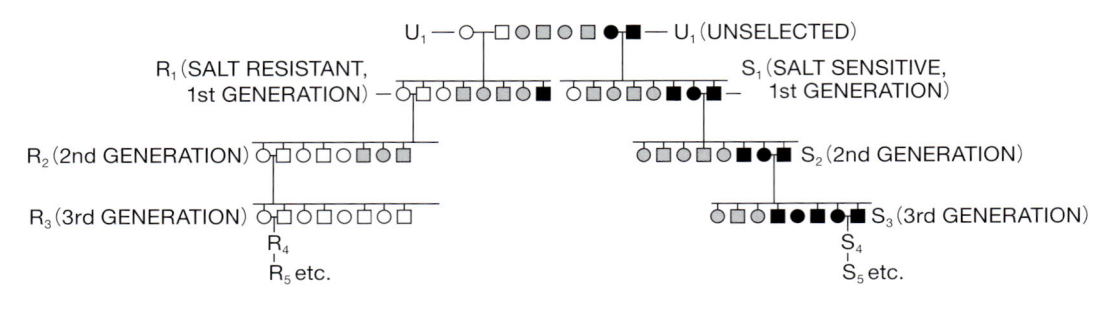

図21　ダール医師の「S-rat と R-rat」の実験
(Canad Med Ass J, 1960)

　図21にダール医師の食塩感受性ネズミ（S-rat）と食塩抵抗性ネズミ（R-rat）の selective inbreeding の実験結果を示します。

　ダール医師が実験に使用したネズミは，スプラグ・ダウリー（Sprague-Dawley）ネズミ（SD ネズミ）です。

　この SD ネズミを用いて甲状腺ホルモン（トリヨードサイロニン＝T_3）を腹腔内に4日間留置します。T_3 は高血圧を起こしやすくする薬（ホルモン）です。T_3 の一定量を腹腔内に留置して4日後に，9％の高食塩食を食べさせました。

　9％の高食塩食は，生理食塩水が0.9％ですから，生理食塩水の丁度10倍の高濃度の食塩を含んでいます。

　SD ネズミに「T_3＋9％の高食塩食」を負荷すると，SD ネズミの血圧の反応は「低反応〜高反応」まで，広範囲の分布を示しました。

　SD ネズミの「高反応群（F）」と「低反応群（A）」の2つの群を選択的に選び，高反応群（F）のオスとメスを交配し9％の高食塩食を食べさせました。

　同様に低反応群（A）のオスとメスを交配し9％の高食塩食を食べさせました。

　高反応群を「食塩感受性ネズミ（S-rat）」，一方，低反応群を「食塩抵抗性ネズミ（R-rat）」と定義します。

　これを，第一世代の「食塩感受性ネズミ」と「食塩抵抗性ネズミ」と呼びます。

　次に，第一世代の食塩感受性ネズミ群のオスとメスの子供の中で，9％の高食塩食

を食べさせて血圧が高反応を示すオスとメス同志を交配し，第二世代の食塩感受性ネズミを作ります。

同様の方法で，第二世代の食塩抵抗性ネズミを作ります。

このような方法を，選択的近親交配（selective inbreeding）と呼びます。

このように，9％の高食塩食を食べさせ続けて，「純粋な食塩感受性のネズミ同志の交配」と「純粋な食塩抵抗性ネズミ同志の交配」を次々と世代を超えて作りました。

その結果，第三世代から「食塩感受性ネズミ同志の交配」から生まれた子供の多くが高血圧になりました。一方，「食塩抵抗性ネズミ同志の交配」から生まれた子供の多くが正常血圧になりました。

このように世代を重ねることにより，「ほぼ100％近い食塩感受性ネズミ」と「ほぼ100％近い食塩抵抗性ネズミ」を実験的に作ることに成功しました。

ダール医師は，未成熟世代（第一世代〜第三世代）と成熟世代（第六〜七世代）の "食塩感受性ネズミの高食塩食負荷に対する血圧の反応" を実験しました。

第三世代までの未成熟な世代の食塩感受性ネズミに高食塩食を負荷するとすべてのネズミには高血圧は起こりませんが，成熟世代の第六〜七世代の食塩感受性ネズミでは高食塩食を負荷するとすべてのネズミに高血圧が起こります。

このように世代的に未成熟な第三世代までの食塩感受性ネズミでは，高血圧の遺伝素因は低食塩食の負荷では抑制気味ですが，高食塩食を負荷し続けると高血圧の遺伝素因が時間とともに発揮され高血圧を起こすようになります。

一方，第六〜第七世代の成熟した世代の食塩感受性ネズミに3週間の高食塩食を負荷すると，劇症型の高血圧を起こし3カ月以内に1/4〜1/2のネズミが死亡しました。

このように「高食塩食負荷に対する血圧の反応」には食塩感受性ネズミの "遺伝的成熟度" が大きく影響を与えることが判りました。

すなわち，食塩感受性の遺伝素質を持っていても，遺伝的成熟度が未成熟であれば，高食塩食の負荷によってすべてのネズミが高血圧を起こすわけではありません。同じように，食塩抵抗性の遺伝素因を持っていても，遺伝的成熟度が未成熟であれば，高食塩食の負荷によってすべてのネズミが正常血圧を示すわけではありません。

このように，食塩感受性が必ずしも食塩感受性高血圧を意味するものではなく，同じように，食塩抵抗性が必ずしも食塩抵抗性正常血圧を意味するわけではありません。

ダール医師はネズミに見られたこのような現象が，人にも見られることを述べています。

遺伝的成熟度の未成熟な食塩感受性ネズミや人では，低食塩食の負荷によっては高血圧を起こしませんが，高食塩食の持続的負荷によって始めて高血圧を起こします。

一方，遺伝的成熟度の成熟した食塩感受性ネズミや人では，低食塩食の負荷によってさえも高血圧を起こします。

また，遺伝的成熟度の成熟した食塩感受性ネズミや人では，高食塩食の負荷により劇症型高血圧（悪性高血圧）を起こすことさえあります。

本論文では，複雑さを避けるため，食塩感受性＝食塩感受性高血圧，食塩抵抗性＝食塩抵抗性正常血圧と定義します。

ダール医師の第一の動物実験に戻ります。

9％の高食塩食を食べたネズミの「純粋な高血圧ネズミ」と「純粋な正常血圧ネズミ」の発生率はそれぞれ50％で，1対1の割合です。

ダール医師は多くの動物実験を行っていますが，それらの動物実験で使用したネズミは，遺伝的成熟度の非常に完成した第六世代または第七世代の「非常に純粋な食塩感受性高血圧ネズミ」と「非常に純粋な食塩抵抗性正常血圧ネズミ」を使用しています。

高食塩食を食べさせ続けた条件下で，純粋な高血圧ネズミを「ダールの食塩感受性ネズミ（S-rat）」と呼び，一方，純粋な正常血圧ネズミを「ダールの食塩抵抗性ネズミ（R-rat）」と呼びます。

これらの実験は，人においても高血圧の家系の子供が持続的な高食塩食の摂取により，高血圧を起こしやすいことを示唆しています。

いわゆる，高血圧には「家族性や遺伝性」が濃厚であることを証明した実験です。

(2) ダール医師の第二の動物実験：食塩感受性の人や動物は血液中に "高血圧を起こす体液性物質（高血圧惹起物質）" を持っています。

ダール医師の第二の動物実験を説明します。

ダール医師の作った「食塩感受性ネズミ」と「食塩抵抗性ネズミ」の2匹のネズミに血管吻合手術を行いました。

この血管吻合手術をパラバイオシス（parabiosis＝並体結合）と呼びます。

この血管吻合手術により，食塩感受性ネズミ（S-rat）と食塩抵抗性ネズミ（R-rat）の間で相互に血液が流れるようになり，併せて，高食塩食を食べさせました。

その時の食塩抵抗性ネズミの血圧の変化を調査しました。

食塩抵抗性ネズミ（R-rat）は9％の高食塩食を食べ続けても高血圧を起こさないネズミです。しかし，食塩感受性ネズミ（S-rat）の血液が血管の吻合手術を介して食塩抵抗性ネズミ（R-rat）に直接流れるようになると，食塩抵抗性ネズミに高血圧が起こったのです。

ダール医師は，食塩抵抗性ネズミに高血圧が起こった理由として，"食塩感受性ネズミは血液中に高血圧を起こす体液性物質（humoral agent）" を，元々，保有している

ことを述べています。

この高血圧を起こす体液性物質が高食塩食を負荷することにより食塩感受性ネズミの血液中に急激に増加し，この増加した高血圧を起こす体液性物質が血管の吻合部を通過して食塩抵抗性ネズミに伝達し，食塩抵抗性ネズミに高血圧を起こすと考えたのです。

ダール医師は，食塩感受性ネズミの血液中に存在する高血圧を起こす体液性物質（humoral agent）を"高血圧惹起物質（hypertensinogenic agent)"と記しています。

食塩感受性ネズミの血液中に見られる"高血圧惹起物質"が血管吻合部を通過して，食塩抵抗性ネズミに伝達し，その結果として，食塩感受性高血圧が起こると考えたのです。

ダール医師は，食塩感受性ネズミは血液中に高血圧を起こす"高血圧惹起物質"を元々持っており，高食塩食を負荷することによりこの高血圧を起こす"高血圧惹起物質"が血液中に急速に増加し，遂には，食塩感受性高血圧を起こすという考え方を初めて提案しました。

ダール医師のこの考え方は，高血圧の原因が"単なる体液量の増加"ではなく，"水に溶けた物質"である可能性を具体的に提案した画期的な考え方です。

言い換えると，元々，高血圧の家族的，または，遺伝的素因のある人が高食塩食を食べ続けると，血液中に元々存在していた高血圧を起こす"体液性の高血圧惹起物質"が血液中に急速に増加し，遂には，この"体液性の高血圧惹起性物質"が食塩感受性高血圧を起こすという考え方です。

(3) ダール医師の第三の動物実験：「食塩感受性と食塩抵抗性」を決定する臓器は"腎臓"です。

ダール医師の第三の実験について説明しましょう。

図22にダール医師の「食塩感受性ネズミと食塩抵抗性ネズミの相互の腎臓移植」の血圧に対する効果を示します。

ダール医師は「食塩感受性ネズミ」と「食塩抵抗性ネズミ」の腎臓を相互に移植した時の，血圧の変化を調査しました。

まず，図22の左に見るように食塩抵抗性ネズミ（R-rat）の左腎臓を摘出後，食塩感受性ネズミ（S-rat）の左腎臓を摘出しこれを R-rat の左腎臓を摘出した部位に移植します。ついで，R-rat の右腎臓を摘出します。したがって，R-rat の1腎臓は S-rat の移植腎臓となります。

その結果，R-rat の血圧は，図22の右に見るように移植腎臓（S-rat）の血圧の性格を帯びて上昇します。

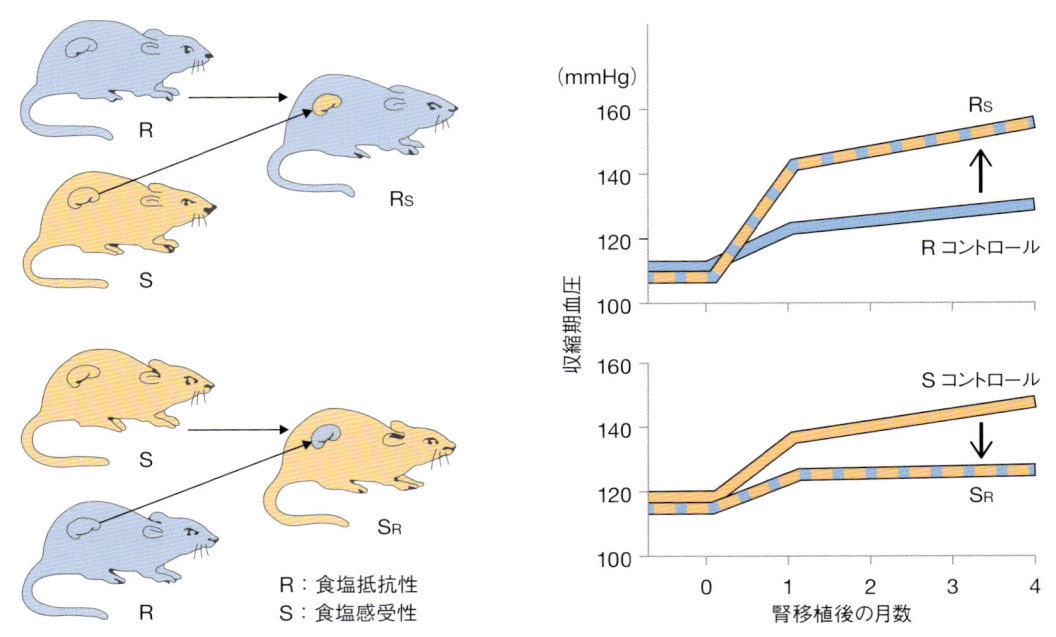

図 22　1974 年ダール（Dahl）医師の「S-rat と R-rat の相互腎移植」の血圧に対する効果
(Circulation Research, 1974)

　次に，S-rat に R-rat の腎臓を移植すると，S-rat の血圧は，図 22 の右に見るように移植腎臓（R-rat）の血圧の性格を帯びて低下します。

　このように，ダール医師は腎臓移植の結果から，「食塩感受性ネズミの高血圧素因」と「食塩抵抗性ネズミの正常血圧素因」は，ともに，腎臓にその原因があると考えたのです。

　さらに，ダール医師は腎臓移植により引き起こされる血圧の変化は，腎臓を提供した "腎臓提供ネズミの血圧素因" が優位であることを証明しました。

　すなわち，腎臓のドナー・ネズミが食塩感受性であればレシピエント・ネズミの血圧は食塩感受性になり高血圧を起こします。

　一方，腎臓のドナー・ネズミが食塩抵抗性であればレシピエント・ネズミの血圧は食塩抵抗性になり正常血圧になります。

(4) ダール医師の 3 つの動物実験の「まとめ」

　ダール医師の 3 つの動物実験の成績を整理します。

① 食塩感受性と食塩抵抗性は，人や動物個々が持っている "遺伝素因と遺伝的成熟度" が決定因子となります。

② 食塩感受性の人や動物は「血液中に高血圧を起こす "体液性の物質＝高血圧惹起物

質"」を持っており，高食塩食を負荷することにより，これらの高血圧惹起物質が血液中に急速に増加し高血圧を起こします。この高血圧惹起物質は，血管の吻合手術（パラバイオシス）を行うことにより食塩感受性ネズミから食塩抵抗性ネズミに伝達し，高食塩食を負荷することにより，食塩抵抗性ネズミは食塩感受性高血圧を起こします。

③腎機能の正常なネズミでは，食塩感受性素因と食塩抵抗性素因は"腎臓が決定因子である"ことが判明しました。

(5) ダール医師の食塩感受性高血圧の発現を促進する「5つの生物学的要因」

ダール医師はネズミを用いた多くの実験から，食塩感受性の発現を促進する"5つの生物学的要因"をあげました。

①高食塩食の摂取を開始した年齢が若いネズミほど食塩感受性になりやすくなります。人でも若年の時から高食塩食を食べ続けた人ほど食塩感受性になりやすくなります。

②オス・ネズミはメス・ネズミよりも食塩感受性になりやすくなります。人でも男性の方が女性よりも食塩感受性になりやすくなります。

③1日の食塩摂取量が多いネズミほど食塩感受性になりやすくなります。人でも1日の食塩摂取量が多い人ほど食塩感受性になりやすくなります。

④高食塩食を摂取した期間が長いネズミほど食塩感受性になりやすくなります。人でも高食塩食を摂取した期間が長い人ほど食塩感受性になりやすくなります。

⑤食塩感受性の遺伝的成熟度が高いネズミほど食塩感受性になりやすくなります。人でも高血圧の遺伝的成熟度が高い人ほど食塩感受性になりやすくなります。

(6) ダール医師の「食塩感受性高血圧の発症条件」

ダール医師は，食塩感受性高血圧を起こす条件として幾つかの項目をあげています。

①食塩感受性ネズミが高血圧を発揮するのは"腎機能が正常であること"を必要条件とします。

しかし，現実には，後に示すように腎機能が高度に低下した"慢性腎不全患者や透析患者"においても食塩感受性高血圧は見られます。

②人やネズミは，例外なく，食塩感受性か食塩抵抗性のいずれかのグループに属します。人では食塩感受性と食塩抵抗性が，ほぼ，半々の割合で出現します。

③高食塩食の負荷以外に高血圧を起こす色々な"有害な刺激（noxious stimuli）"が存在します。食塩感受性の人やネズミはこれらの有害な刺激に対して敏感な家系です。一方，食塩抵抗性の人やネズミはこれらの有害な刺激に対して鈍感な家系です。

　筆者の推測ですが，これらの有害な刺激とは，風邪や肺炎などの色々な病気や寒暖や気圧変動および湿度変化など様々な“体が不快と感じる環境の変化”を意味すると考えます。

■ 2）1980 年藤田医師[19]の本態性高血圧患者における「食塩感受性と食塩抵抗性」の研究：食塩感受性の特徴は「細胞外液量の増加」で，一方，食塩抵抗性の特徴は「細胞外液量の減少」です。

　図 23 に示すごとく，藤田医師は腎機能正常の本態性高血圧患者 18 名の同一患者に 1 日の食塩 0.5 g（低 Na）を 7 日間，次いで 15.0 g（高 Na）を 7 日間，さらに続いて「1 日の食塩 0.5 g＋利尿薬（フロセミド 120 mg）」（利尿薬）を 4 日間負荷する研究を行いました。

　食塩 15.0 g を 7 日間負荷した後の平均血圧（MAP）が有意に上昇（MAP＞15.2 mmHg）した患者が 9 名（50%），一方，不変または低下（MAP＝2.7 mmHg）が 9 名（50%）でした。

　藤田医師は「高 Na」により，MAP が有意に上昇した 9 名を「食塩感受性」，MAP が不変または低下した 9 名を「食塩抵抗性」と定義しました。

　①食塩感受性患者 9 名の特徴

　ⅰ．「骨・軟骨～皮膚（皮下組織）・細胞内液・細胞間液」から「細胞外液（血漿と間質～リンパ液）」への Na の移動が促進し，“細胞外液量が増加する性質”と推測します。

　ⅱ．高度の Na の枯渇状態（フロセミド投与時）においても，一定量の細胞外液量（「低 Na」のレベル）を強固に維持する性質を持っています。すなわち，高度の Na の枯渇状態においても，「骨・軟骨～皮膚（皮下組織）・細胞内液・細胞間液」から「細胞外液（血漿と間質～リンパ液）」への Na の移動が促進していることが推測されます。

　②食塩抵抗性患者 9 名の特徴

　ⅰ．「細胞外液（血漿と間質～リンパ液）」から「骨・軟骨～皮膚（皮下組織）・細胞内液・細胞間液」への Na の移動が促進し，“細胞外液量が減少する性質”と推測します。

　ⅱ．高度の Na の枯渇状態（フロセミド投与時）において，一定量の細胞外液量（「低 Na」のレベル）を強固に維持する性質を持っていません。すなわち，高度の Na の枯渇状態においても，「細胞外液（血漿と間質～リンパ液）」から「骨・軟骨～皮膚（皮下組織）・細胞内液・細胞間液」への Na の移動が促進していることが推測されます。

プロトコール：「食塩 0.5 g/ 日×7 日間」 →「15.0 g/ 日×7 日間」
→「食塩 0.5 g/ 日＋Furosemide 120 mg/ 日」×4 日間

	食塩感受性		食塩抵抗性
1. 患者数	9 名（50％）		9 名（50％）
2. 食塩 0.5 g/ 日×7 日間			
血漿レニン活性	減少	p＜0.005	増加
血漿アルステロンド活性	減少	p＜0.05	増加
尿中 Na 排泄量	減少	p＜0.01	増加
3. 食塩 15.0/ 日×7 日間			
血漿レニン活性	減少	NS	減少
血漿アルドステロン活性	減少	NS	減少
尿中 Na 排泄量	増加	p＜0.05	著明増加
4.「食塩 0.5 g/ 日＋Furosemide 120 mg/ 日」×4 日間			
血漿レニン活性	減少	p＜0.005	増加
血漿アルドステロン活性	減少	p＜0.005	増加
尿中 Na 排泄量	著明増加	p＜0.01	増加

図 23　1980 年藤田医師の腎機能正常の本態性高血圧患者における「食塩感受性と食塩抵抗性」の成績

■ 3）2000 年ヘール医師[49]の研究成績：ヘール医師はドイツ人に高食塩食を負荷したところ，血漿量・総 Na 量は増加しましたが，細胞外液量・細胞内液量・総水分量・体重・血圧には変化がないことを報告しました。

　ヘール医師は，ドイツ人の 6 名の健康成人の男性を用いて，1 日の食塩摂取量として「13 g/ 日×8 日間→ 26 g/ 日×8 日間→ 39 g/ 日×8 日間」と連続的に高食塩食を負荷し，血漿量・総 Na 量・細胞外液量・細胞内液量・総水分量・体重・血圧の変化を観察しました。

　ドイツ人の 1 日の平均食塩摂取量は 11.7 〜 14.6 g と多く，ドイツ人は比較的高食塩食を摂取している民族です。

　ヘール医師は，高食塩食の連続的負荷により「総 Na 量の増加」を認めましたが，それに見合う「総水分量の増加」を認めることができませんでした。

　ヘール医師は，Na 負荷に伴う「総水分量の増加」は，検査開始前に，検査対象者が「厳しい食塩制限により Na が枯渇状態（sodium-depleted state）にあるか」あるい

は「食塩制限をしないため Na がほぼ充足状態（sodium-replete state）にあるか」により異なることを述べています。

すなわち，人種の食塩摂取習慣により異なることを述べています。

例えば，「食塩摂取量が多い人種（ドイツ人）」では，検査前に，Na は既に sodium-replete state（充足状態）にあるため，Na の負荷は水の増加を伴うことなく細胞外液量は増加しません。したがって，負荷した Na は "浸透圧的非活性 Na" として骨・軟骨～皮膚（皮下組織）に蓄えられます。

一方，「食塩摂取量の少ない食習慣の人や人種および長期間の食塩制限をしている患者」では，検査前に，Na は既に sodium-depleted state（枯渇状態）にあるため，Na の負荷は総水分量の増加を伴い細胞外液量が増加します。

このように Na の負荷により総水分量が増加する人や人種および患者では，負荷した Na は "浸透圧的活性 Na" として細胞外液（血漿・間質～リンパ液）・細胞間液・細胞内液に蓄えられ体重増加を起こします。

■ 4) 2002 年ティツエ医師[50]の動物実験：浸透圧的非活性 Na の貯留能の低下（reduced osmotically inactive Na storage capacity）が食塩感受性高血圧の原因です。

Reduced osmotically inactive Na storage capacity とは，Na が「骨・軟骨～皮膚（皮下組織）」に取り込まれ難く，「骨・軟骨～皮膚（皮下組織）」の Na 量が減少している状態です。言い換えると，食塩感受性高血圧とは，体内で相対的に浸透圧的活性 Na の貯留能の増加（increased osmotically active Na storage capacity）が起こり，「血漿・間質～リンパ液・細胞間液・細胞内液（筋肉）」に Na が増加した状態です。

2002 年ティツエ医師[50]は，ダールネズミ［食塩感受性ネズミ（S-rat）と食塩抵抗性ネズミ（R-rat）］と Sprague-Dawley ネズミ（SD rat）の 3 種類のネズミを用いて動物実験を行いました。

ティツエ医師は，食塩感受性高血圧が "浸透圧的非活性 Na の体内への貯留能の低下（浸透圧的非活性 Na の減少）" により起こるのではないか考えました。そこで，これら 3 種類のネズミ（S-rat と R-rat および SD rat）に，低食塩食（0.1％の低食塩食）と高食塩食（8.0％の高食塩食）を負荷し，「食塩摂取量・尿中 Na 排泄量・平均血圧（MAP）・浸透圧的活性 Na と浸透圧的非活性 Na の体内分布率」について 3 群間で比較しました。

Ⅴ. の研究編で説明したように，Na の体内の分布率については，浸透圧的活性 Na は，主として細胞外液（血漿と間質～リンパ液＝40.2％）に分布しますが，一部は細

胞間液（2.6%）と細胞内液（2.4%）にも分布します。一方，浸透圧的非活性 Na は，主として骨（43.1%）に分布しますが，一部は軟骨～皮膚（皮下組織）（11.7%）にも分布します。

ティツエ医師[50]の研究結果を説明します。

①8%Nacl により S-rat において腎性 Na 排泄障害が見られ，この腎性 Na 排泄障害が Na と水の貯留および高血圧を起こす原因と考えました。しかし，R-rat と SD rat では，dietary-induced Na retention は見られませんでした。

②「浸透圧的非活性 Na の分布率」は，SD rat（75.3%）＞S-rat（28.2%）＞R-rat（23.5%）となりました。しかし，SD rat における「骨の Na 量」は，S-rat や R-rat よりも少なく，SD rat は osmotically inactive Na を蓄える最高の capacity を持っていることが証明されましたが，骨の Na 貯留能は最低でした。すなわち，SD rat における osmotically inactive Na を蓄える能力は，骨以外の「軟骨や皮膚（皮下組織）」と考えられます。また，Increased TBS（total body sodium）は 3 種類のネズミのすべてにおいて bone Na を増加させました。

③「平均血圧（MAP）」は低食塩食も高食塩食もともに，S-rat＞R-rat＞SD rat となりました。

3 種類のネズミの中で，SD rat は「浸透圧的非活性 Na の体内分布率が最大」で，「平均血圧が最低」となりました。一方，ダールネズミでは S-rat も R-rat もともに，SD rat よりも「浸透圧的非活性 Na の体内分布率」が 1/3 程度と少なく，「平均血圧」は SD rat よりも高値を示しました。

ティツエ医師は，SD rat の平均血圧が 3 種類のネズミの中で最も低値を示した理由として，「浸透圧的非活性 Na の体内分布率」が 3 種類のネズミの中で最大であったためであると考えました。

浸透圧的非活性 Na が多いことは，浸透圧的活性 Na が相対的に少ないことを意味します。

「浸透圧的活性 Na が相対的に少ないこと」は細胞外液量が少なく，血圧がより正常になりやすいことを意味します。

ティツエ医師は「望ましい "正常血圧＝食塩抵抗性正常血圧"」とは，SD rat のように "浸透圧的非活性 Na の分布率が増大することが良い" と考えたのです。逆に，「食塩感受性高血圧」は，"浸透圧的非活性 Na の分布率が減少したために起こる" と考えました。

④ティツエ医師は，食塩感受性高血圧は "浸透圧的非活性 Na の体内への貯留能の低下（reduced osmotically inactive Na storage capacity）" が原因で起こると結論しました。

■ 5) 2003年ティツエ医師[59]の動物実験：浸透圧的非活性Na代謝（osmotically inactive Na metabolism）の中心的役割を果たすのは「皮膚（皮下組織）におけるNaの貯留（skin Na storage)」で，「骨におけるNaの貯留（bone Na storage）」ではないことを証明しました。

① 人では，女性は男性よりも「食事性の食塩負荷に対する血圧の反応」は抑制されており食塩抵抗性です。しかし，女性は加齢とともに，閉経期になると男性と差がなくなり食塩感受性になります。女性において見られた若年時の食塩抵抗性が加齢による卵巣機能の低下とともに食塩感受性に変化しました。

② 女性における「加齢による卵巣機能の低下および食塩感受性への変化」と「皮膚（皮下組織）の omotically inactive Na storage capacity」の関係を検討しました。皮膚（皮下組織）の osmotically inactive Na storage に対する impaired capacity が閉経以後の食塩感受性高血圧を起こすことが判明しました。

③ rats では，skin Na storage が osmotically inactive Na metabolism の central role を果たすことが判明しました。すなわち，rats では skin Na storage が，bone Na storage よりも osmotically inactive Na metabolism のより中心的役割を果たします。

■ 6) 2008年ティツエ医師[60]の動物実験：Naは2つの形式で組織や細胞内液に移動し貯留します。

1つは，Na の結合組織［骨・軟骨〜皮膚（皮下組織）］への移動と貯留は an osmotically inactive Na storage mechanism により行われます。

他の1つは，Na の骨格筋（横紋筋）への移動と貯留は an osmotically neutral cation exchange mechanism により行われます。

■ 7) 2010年ティツエ医師[47]の動物実験：皮下リンパ毛細管網（cutaneous lymph capillary density＝CLCD）が皮下組織の局所のリンパ排泄能を調節し，腎臓とは独立して，全身の「Naと水および血圧の調節」を行っています。

2010年ティツエ医師[47]は「皮下組織の Na 貯蔵庫（皮下組織の間質〜リンパ液）の Na」が免疫細胞によって調節されていることを発見しました。この免疫細胞は「皮下組織の間質〜リンパ液の Na」と「血漿の Na」の僅かな Na の濃度差を検出することができます。

この免疫細胞が血管内皮性発育因子－C（vascular endothelial growth factor C＝

VEGF-C）を作ることにより，"皮膚（皮下組織）の間質～リンパ液"が電解質の局所のリンパ排泄能（the local lymphatic clearance）を調節し，腎臓とは独立して，"皮膚（皮下組織）の間質～リンパ液"が「Naと水および血圧の調節」を行っていることを証明しました。

その機序について説明しましょう。

皮膚（皮下組織）にNaが貯留し，皮膚（皮下組織）のNaが高濃度になると皮膚（皮下組織）の浸透圧が亢進します。続いて，高Naの皮膚（皮下組織）に貪食細胞（macrophage）が侵入します。皮膚（皮下組織）に貪食細胞が侵入すると，tonicity-enhancing binding protein（Ton EBP）がVEGF-Cのpromoterと結合します。その結果，さらに，皮下（皮下組織）でVEGF-Cの分泌促進が起こり，皮下（皮下組織）のリンパ毛細管網（CLCD）が発達します。

皮膚（皮下組織）のリンパ毛細管網（CLCD）は免疫細胞由来の「局所のNaの除去装置」を有しています。皮膚（皮下組織）の高濃度のNaは皮膚（皮下組織）のリンパ毛細管網（CLCD）に存在する「Na除去装置」を介して除かれ，腎臓を中心とした「Naと水および血圧の調節機構」に参加して「全身のNaと水および血圧の調節」を行います。

このようにして"腎臓と皮膚（皮下組織）のリンパ毛細管網（CLCD）の2つ"が「全身のNaと水および血圧の調節」を，協調して実施することになります。

ティツエ医師がこのような画期的な発見をした2010年以後における，彼の成績を証明する幾つかの論文を紹介しましょう。

2015年リンツ医師とティツエ医師[61]は表皮のケラチン細胞層の直下に「皮下組織のNa」が蓄えられていることを証明しました。

2015年ホフマイスター医師とティツエ医師[62]は「皮膚表皮のケラチン細胞層の直下の間質～リンパ液が腎尿細管のcountercurrent system様の構造」を持っており，その構造によりNa濃度の勾配が形成されることを報告しました。また，表皮のケラチン細胞層の直下の微環境は血漿よりも高張性（hypertonic）で，Na濃度が170 mmol/Lを超える高濃度であることを報告しています。

3 慢性腎不全患者と透析患者における「食塩感受性と食塩抵抗性」の研究：腎機能の低下と透析時間の短縮は患者を食塩感受性にし「食塩感受性高血圧」を起こします。一方，透析時間の延長は患者を食塩抵抗性にし「食塩抵抗性正常血圧」を起こします。

■ 1）1982年クーマンズ医師[15]の慢性腎不全患者における「食塩感受性と食塩抵抗性」の研究：腎機能の低下に一致して患者は食塩感受性になります。

図24に示すごとく，クーマンズ医師[15]は，クレアチニン・クリアランス（Ccr）が32mL/min以上の9名と22mL/min以下の13名の合計22名の慢性腎不全患者を用いて，食塩負荷後の24時間の尿中Na排泄量と食塩感受性指数の関係を調査しました。

食塩感受性指数とは，患者に高食塩食の負荷前後における「24時間の尿中のナトリウムの排泄増加量」に対する「平均血圧（MAP）の増加量」の比を計算したものです。

すなわち，食塩感受性指数＝「平均血圧（MAP）の増加量/24時間の尿中ナトリウムの排泄増加量」で示します。

図24の左に示すごとく，22名の患者は腎機能が低下すればするほど食塩感受性指数が上昇し，特に，クレアチニン・クリアランス（Ccr）が30mL/min以下に低下すると，食塩感受性指数は指数関数的に上昇しました。したがって，図24の右に見るように，食塩感受性指数を半対数グラフで示すと，クレアチニン・クリアランス（Ccr）との間に高い負の相関を示しました。

例えば，腎機能が正常であれば，高食塩食を負荷した際の「24時間の尿中のナトリウムの排泄増加量」は増大し，一方，「平均血圧の増加量」は僅かです。その結果，食塩感受性指数は低値となり食塩抵抗性となります。一方，腎機能が高度に低下すると高食塩食を負荷した際の「24時間の尿中のナトリウムの排泄増加量」は軽微で，一方，高食塩食負荷による「平均血圧の増加量」は大となります。

その結果，食塩感受性指数は高値となり食塩感受性となります。

「Log食塩感受性指数とクレアチニン・クリアランス（Ccr）」は負の相関を示しました。したがって，慢性腎不全患者の高血圧は食塩感受性高血圧で，慢性腎不全患者は食塩感受性の性質を保有しています。

ー腎機能が低下すると，食塩感受性指数が指数関数的に上昇し高血圧を起こすー

対象患者　Ccr>32 mL/min　9 名
Ccr<22 mL/min　13 名

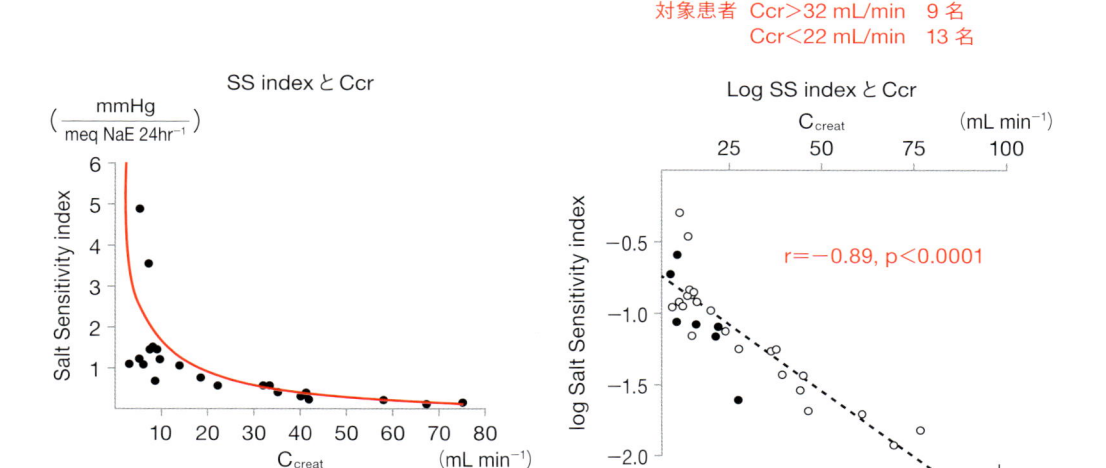

図 24　1982 年クーマンズ医師の「Ccr と食塩感受性指数」

■ 2）1990 年松岡医師と尾前医師[63]の透析導入直後の「食塩感受性と食塩抵抗性」の研究：透析治療を開始すると，患者は「食塩感受性から食塩抵抗性」に変化します。

図 25，26 に示すごとく，「松岡医師と尾前医師[63]」は，56 名の高度の慢性腎不全患者に週 3 回・1 回 5 時間透析を導入しました。

彼らは，透析導入直後の 1 週と 3 週の 2 点で患者の体液感受性を測定しました。体液感受性とは，「透析終了後から次回の透析開始前までの体重の増加量（透析間体重増加量）と平均動脈血圧（MAP）の増加量の比」を計算して求めました。

すなわち，体液感受性＝「MAP の増加量 / 透析間体重増加量」です。

松岡医師と尾前医師は，彼ら自身の以前の研究から，体液感受性が食塩感受性と高い正の相関を示すことを確認しています。

その結果，透析導入直後の 1 週で見られた食塩感受性高血圧が 3 週になると 56 名中 46 名（82％）において，食塩抵抗性正常血圧に変化しました。残りの 10 名（18％）のみが食塩感受性高血圧のままとなりました。

筆者は，松岡医師と尾前医師の報告の中で，特に，透析導入後 3 週において 82％の患者が「食塩感受性高血圧から食塩抵抗性正常血圧に変化した」とするあまりに良好な治療成績に驚いています。

筆者の経験では，週 3 回・1 回 5 時間透析では，せいぜい良くて 50％程度の患者が

<方法>　56 名の慢性腎不全患者に，3×5hrHD/w を導入
　　　　透析導入 1w と 3w で，BFS（体液感受性）を測定し比較した。

<結果>

	MAP mmHg（3w）	BFS mmHg/L（1w/3w）	
10 名（18%）	>110 or 110	7.9/6.3（ns）	SS
46 名（82%）	<110	6.2/2.9（p<0.01）	n-SS

＊すべての降圧薬を Study 前，少なくとも，2w 前に中止した。

図 25　血液透析は患者を「食塩感受性高血圧から食塩抵抗性正常血圧」に変化する。
（1990 年，Matsuoka，Omae ら，AJH）

計算方法
　1．食塩感受性（SS=mmHg/mEq）
　　　Δ MAP（mmHg）/ 透析間 Na 摂取量（mEq）
　2．体液感受性（BFS=mmHg/L）
　　　Δ MAP（mmHg）/ 透析間体重増加量（L）

＊降圧薬を 2w 以上中止して測定した。

図 26　「食塩感受性（SS）と体液感受性（BFS）」の計算方法
食塩感受性と体液感受性の間に正相関（r=0.79，p<0.001）がある。
Omae，Matsuoka らが 30 名の HD 患者で証明（AJH，1990）

「食塩感受性高血圧から食塩抵抗性正常血圧」に変化するのではないかと推測します。
1998 年シャラ医師[2]の 5 時間透析の降圧薬の服用率は 52.4% でした。
　いずれにしても，多くの末期慢性腎不全患者は食塩感受性高血圧を示しますが，一旦，血液透析を開始すると多くの患者が食塩抵抗性正常血圧に変化します。

■ 3）2015 年ダールマン医師とティツエ医師[25]の Na-MRI を用いた「透析患者の Na と水の貯留」と「透析による Na と水の除去」の研究：食事性の多くの Na が「筋肉と皮膚（皮下組織）」に取り込まれ貯留し，透析による限外濾過により水とともに除かれます。

〈対象と方法〉
　2015 年ダールマン医師とティツエ医師[25]は，Na magnetic resonance imaging（磁気共鳴軸断層 X 線写真＝Na-MRI）が「組織の Na」を測定できることから，① 24 名の血

液透析患者における「筋肉と皮膚（皮下組織）」の Na の除去量を測定しました。②27 名の age-matched healthy controls の「筋肉と皮膚（皮下組織）」の Na を測定しました。③ batch dialysis system を用いて，20 名の血液透析患者において血液透析前と血液透析直後の 2 つの時点で，「透析液と限外濾液」の Na 量を測定しました。

透析方法は週 3 回・1 回 4.8 時間です。

〈結果 -1〉年齢と「透析前後の筋肉と皮膚（皮下組織）の Na 量」

60 歳以下	透析前	透析後
筋肉の Na 量	HD 患者＝健常者	HD 患者＜健常者
皮膚の Na 量	HD 患者＝健常者	HD 患者≦健常者

60 歳以上	透析前	透析後
筋肉の Na 量	HD 患者＞健常者	HD 患者≒健常者
皮膚の Na 量	HD 患者＞健常者	HD 患者≒健常者

〈結果 -2〉

①腎機能正常の健常者（control）では，高齢者ほど筋肉と皮膚（皮下組織）の Na 量が増加しました。高齢者の筋肉と皮膚（皮下組織）の Na 量の増加は，VEGF-C（vascular endothelial growth factor-C）の年齢に依存する血液循環レベルの減少と一致しました。

②ほとんどの透析患者において，血液透析は tissue Na content を control レベルまで低下・正常化しました。60 歳以下の若年透析患者において，透析前の筋肉と皮膚の Na content は control と差が見られませんでした。また，60 歳以下の若年透析患者において，透析後の限外濾過（UF）による筋肉と皮膚の Na と水の除去量は control よりも大となっており，その結果，透析後の筋肉と皮膚の Na content は control よりも低値を示していました。すなわち，60 歳以下の若年透析患者では，透析後において「Na と水の欠乏状態」になりやすいことを示していました。

③60 歳以上の高齢透析患者では，age-matched controls と比べて，筋肉や皮膚（皮下組織）の「Na と水」は増加し，VEGF-C レベルは減少しました。

④透析後，低 VEGF-C レベルの患者は高 VEGF-C レベルの患者と比較すると，皮膚（皮下組織）の Na 量は有意に増加しました。

⑤年齢や VEGF-C に関連した local tissue-specific clearance mechanism（局所の組織特異の除去機序＝LTSCM）が血液透析による筋肉と皮膚（皮下組織）の Na 除去の効率を決定している可能性があります。

⑥1 回 4.8 時間透析により筋肉の Na 量は 27％減少し，皮膚（皮下組織）の Na 量は 19％減少しました。筋肉や皮膚（皮下組織）からの Na 除去量は水除去量と parallel

でした。Na 除去量は限外濾過により達成されました。

〈筋肉内への Na の貯留機序〉

① 鉱質コルチコイド受容体（mineral corticoid receptor ＝ MR）の活性化が細胞性の Na/K 交換を促進し，筋肉内への Na の貯留を増加します。

② 動物実験で，慢性の MR（mineral corticoid receptor）の活性化を行うと，cellular Na/K exchange により筋肉の Na storage が増加します。この際，筋肉の Na storage は water content とは平衡しませんでした。

③ aldosterone and/or MR（mineral corticoid receptor）が tissue Na storage の重要な regulators であることが推測されました。

■ 4）「透析時間と降圧薬の服用率」の関係：降圧薬の服用率は 「食塩感受性と食塩抵抗性」の指標になります。

1 日の食塩摂取量が 5 g の同一条件における降圧薬の服用率について，4 時間透析（2 施設）・5 時間透析（1 施設）・8 時間透析（1 施設）の 3 群を 4 施設で測定しました。さらに，かもめクリニックの自由食における降圧薬の服用率を，6 時間透析群・7 時間透析群・8 時間透析群の 3 群で測定しました。

このように，5 施設における 4 時間透析・5 時間透析・6 時間透析・7 時間透析・8 時間透析の「5 つの透析時間」における降圧薬の服用率を 図 27 において比較して示

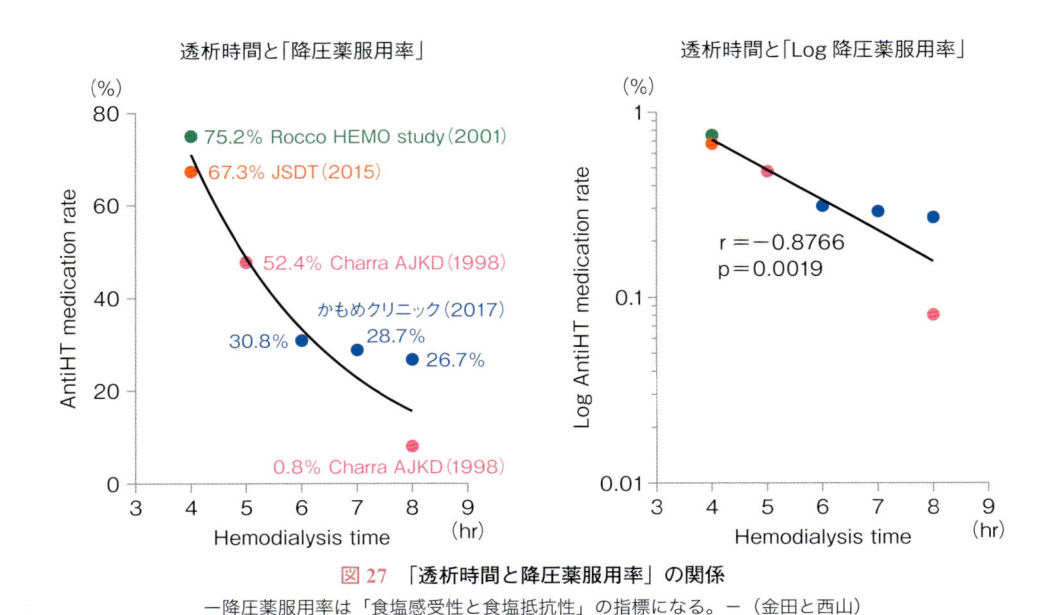

図 27 「透析時間と降圧薬服用率」の関係

―降圧薬服用率は「食塩感受性と食塩抵抗性」の指標になる。―（金田と西山）

しました。

　図27の左の縦軸に降圧薬の服用率（％）を，横軸に透析時間をともに正数で示しました。

　2001年ロッコ医師[9]は4時間透析では降圧薬の服用率は75.2％，2015年JSDT[14]は67.3％でした。1998年シャラ医師[2]は5時間透析では52.4％でした。2017年かもめクリニックでは6時間透析で30.8％，7時間透析で28.7％でした。1998年シャラ医師[2]は8時間透析では0.8％を報告しました。一方，2017年かもめクリニックでは26.7％でした。

　図27の右の縦軸にLog降圧薬の服用率を示し，横軸に透析時間を正数で示しました。

　「Log降圧薬の服用率」と「透析時間」の間には，r＝−0.8766，p＝0.0019と有意の負の相関を認めました。

　「Log降圧薬の服用率」と「透析時間」の関係は，図24で示した，クーマンズ医師の慢性腎不全患者に見られた「Log食塩感受性指数」と「クレアチニン・クリアランス（Ccr）」の関係と酷似しています。

　このように，「Log降圧薬の服用率」は透析時間の延長に比例して有意に減少し，「食塩感受性と食塩抵抗性」の指標になることを示唆しています。

　すなわち，透析時間の延長に一致して，透析患者は「食塩感受性高血圧から食塩抵抗性正常血圧」に変化します。逆に，透析時間を短縮すると，透析患者は「食塩抵抗性正常血圧から食塩感受性高血圧」に変化します。

Ⅵ　研究編：食塩感受性と食塩抵抗性

115

目で見て判る「長時間透析と自由食」

おわりに：まとめ

「透析患者の高血圧の原因」と「長時間透析と自由食による"透析患者の高血圧の正常化"」および「"食塩感受性と食塩抵抗性"における Na 代謝の特徴」についてまとめます。

1 透析患者の高血圧の原因

（1）透析時間の大幅な延長により除かれる「高血圧を起こす物質（尿毒素）」が，透析患者の高血圧の主たる原因です。

（2）1982 年クーマンズ医師[15]は腎機能が低下し，慢性腎不全（尿毒症）になると患者は「食塩感受性」になることを報告しました。

すなわち，慢性腎不全患者の血液は「食塩感受性の性質」を持っています。「高血圧を起こす尿毒素」が食塩感受性の性質を持つ"慢性腎不全患者や 1 回 4 時間の短時間透析患者"の血液と接触すると「食塩感受性尿毒素」に変化するのではないでしょうか。その結果，高血圧を起こす尿毒素は「食塩感受性尿毒素」となり，"慢性腎不全患者や 1 回 4 時間の短時間透析患者"において「食塩感受性高血圧」を起こすと推測します。

（3）「4 時間透析と厳しい食事制限（特に，食塩と水分の制限）」を受けている透析患者の多くは，通常，「患者の健康時の体重」よりもかなり痩せています。このような痩せた透析患者は体全体の細胞の容積が減少しています。痩せて，特に，「筋肉と皮膚（皮下組織）」の容積が減少すると，食事として摂取した Na は「筋肉と皮膚（皮下組織）」に取り込まれず，さらに，食事として摂取した水は「筋肉」に取り込まれず，その結果，行き場を失った「Na と水」は細胞外液（血漿と間質〜リンパ液）に蓄えられ，細胞外液量の増加による高血圧が起こります。これが"食塩説"の正体です。

2 長時間透析と自由食による"透析患者の高血圧の正常化"

（1）食塩感受性尿毒素は透析時間の大幅な延長により除かれ，透析患者の「食塩負荷に対する血圧の反応（blood pressure response to salt）」は"食塩感受性高血圧から食塩抵抗性正常血圧"に変化し，透析患者の高血圧は正常化します。

（2）透析時間の延長は患者を「食塩抵抗性正常血圧」にします。一方，透析時間の短縮は患者を「食塩感受性高血圧」にします。

（3）Na を制限しない「自由食」は，長時間透析による「食塩感受性高血圧から食

塩抵抗性正常血圧への変化」を妨害しません。

　（4）「Log 降圧薬の服用率と透析時間」の間に有意の負の相関を認めました。すなわち，透析時間が短いと降圧薬の服用率が増加し，逆に，透析時間が長いと降圧薬の服用率が減少します。また，「Log 降圧薬の服用率」はクーマンズ医師の「Log 食塩感受性指数」に相当し，「透析時間」はクーマンズ医師の「Ccr」に相当します。すなわち，「降圧薬の服用率」は透析患者の食塩感受性の指標になります。

3　「食塩感受性と食塩抵抗性」における Na 代謝の特徴

　（1）1980 年藤田医師[19]は，食塩感受性の Na 代謝の特徴は細胞外液量（血漿と間質〜リンパ液）を増加させる性質であり，一方，食塩抵抗性の Na 代謝の特徴は細胞外液量（血漿と間質〜リンパ液）を減少させる性質であることを述べています。

　（2）2002 年ティツエ医師[50]は浸透圧的非活性 Na の貯留能の低下（reduced osmotically inactive Na storage capacity）が食塩感受性高血圧の原因であることを報告しました。すなわち，「食塩負荷に対する 2 つの血圧の反応（食塩感受性と食塩抵抗性）」は「2 つの Na（浸透圧的活性 Na と浸透圧的非活性 Na）の体液分画における分布比」により決まります。

　分布比が，浸透圧的活性 Na ＞浸透圧的非活性 Na ＝食塩感受性です。

　分布比が，浸透圧的活性 Na ＜浸透圧的非活性 Na ＝食塩抵抗性です。

　（3）浸透圧的活性 Na は「細胞外液（血漿と間質〜リンパ液）と細胞間液および細胞内液」に分布します。一方，浸透圧的非活性 Na は「骨と軟骨〜皮膚（皮下組織）」に分布します。2003 年ティツエ医師[59]は，浸透圧的非活性 Na 代謝の中心的役割を果たすのは「皮膚（皮下組織）の Na」で，「骨の Na」ではないことを報告しました。

── 文　献 ──

1. Charra B, Calemard E, Ruffet M, Chazot C, Terrat JC, Vanel T, Laurent G：Survival as an index of adequacy of dialysis. Kidney Int 41：1286-1291, 1992

2. Charra B, Laurent G, Chazot C, Jean G, Terrat JC, Vanel T：Hemodialysis trends in time, 1989 to 1998, independent of dose and outcome. Am J Kidney Dis 32：S63-S70, 1998

3. 松浦香織，濱田久代，原恵子，森恭子，中堀嘉奈子，石原則幸，土田健司，水口潤，川島周：外来血液透析患者の食塩摂取量と生命予後からみた食事管理の検討．透析会誌 46（11）：1061-1067, 2013

4. Kempner W：Treatment of kidney disease and hypertensive vascular disease with rice diet. North Carolina M J 5：125-133, 1944

5. Hegstrom RM, Murry JS, Pendras JP, Burnnell JM, Scribner BH：Hemodialysis in the treatment of chronic uremia. Trans Am Soc Artif Int Organs 7：136-152,1961

6. Scribner BH, Buri R, Caner JEZ, Hegstrom R, Burnell JM：The treatment of chronic uremia by means of intermittent hemodialysis：A preliminary report. Am Soc Artif Intern Organs 6：114-122, 1960

7. Charra B, Laurent G, Chazot C, Calemard E, Terrat JC, Vanel T, Jean G, Ruffet M：Clinical assessment of dry weight. Nephrol Dial Transplant 11（Suppl 2）：16-19, 1996

8. Charra B, Bergstrom J, Scribner BH：Blood pressure control in dialysis patients：importance of the lag phenomenon. Am J Kidney Dis 32：720-724, 1998

9. Rocco MV, Yan G, Heyka RJ, Benz R, Cheung AK：Risk factors for hypertension in chronic hemodialysis patients：Baseline data from the HEMO study. Am J Nephrol 21：280-288, 2001

10. Khosla UM, Johnson RJ：Hypertension in the hemodialysis patient and the "Lag phenomenon"：Insights into pathophysiology and clinical management. Am J Kidney Dis 43：739-751, 2004

11. Charra B：From adequate to optimal dialysis long 3×8hr dialysis：a reasonable compromise. Nephrologia 25：19-24, 2005

12. Chazot C：Managing dry weight and hypertension in dialysis patients：still a challenge for the nephrologist in 2009? J Nephrol 22：587-597, 2009

13. 日本透析医学会統計調査委員会．図説　わが国の慢性透析療法の現況（2011 年 12 月 31 日現在）．東京：日本透析医学会．2012.

14. 日本透析医学会統計調査委員会．図説　わが国の慢性透析療法の現況（2014 年 12 月 31 日現在）．東京：日本透析医学会．2015.

15. Koomans HA, Roos JC, Boer P, Geyskes GG, Dorhout Mees EJ：Salt sensitivity of blood pressure in chronic renal failure. Evidence for renal control of body fluid distribution in man. Hypertension 4：190-197, 1982

16. Pierratos A：Effect of therapy time and frequency on effective solute removal. Semin Dial 14：284-288, 2001

17. Dahl LK, Heine M, Tassinari L：Role of genetic factors in susceptibility to experimental hypertension due to chronic excess salt ingestion. Nature 194：480-482, 1962

18. Dahl LK, Heine M, Tassinari L：Effects of chronic excess salt ingestion. Evidence that genetic factors play an important role in susceptibility to experimental hypertension. J exp Med 115：1173-1190, 1962

19. Fujita T, Henry WL, Bartter FC, Lake CR, Delea CS：Factors influencing blood pressure in salt-sensitive patients with hypertension. Am J Med 69：334-344, 1980.

20. De Wardener HE, Mills IH, Clapham WF, Hayter CJ. Studies on the efferent mechanism of the sodium diuresis which follows the administration of intravenous saline in the dog. Clin Sci 21：249-258, 1961

21. Lee J, De Wardener HE：Neurosecretion and sodium excretion. Kidney Int 6：323-330, 1974

22. Bisordi JE, MD, Holt S：Digitalis-like immunoreactive substances and extracellular fluid volume status in chronic hemodialysis patients. Am J Kidney Dis 13（5）：396-403, 1989

23. Kramer HJ, Heppe M, Pennig J, Kipnowsky J, Klingmuller D, Dusing R, Kruck F：Relation of endoge-

nous digoxin-like immunoreactive activities to salt balance and renal function in man. Klin Wochenschr 63 (Suppl III) : 107-110, 1985

24. Vallance P, Leone A, Calver A, Collier J, Moncada S. Accumulation of an endogenous inhibitor of nitric oxide synthesis in chronic renal failure. Lancet 339 : 572-575, 1992

25. Dahlmann A, Dörfelt K, Eicher F, Linz P, Kopp C, Mössinger I, Horn S, Büschges-Seraphin B, Wabel P, Hammon M, Cavallaro A, Eckardt KU, Kotanko P, Levin NW, Johannes B, Uder M, Luft FC, Müller DN, Titze JM : Magnetic resonance-determined sodium removal from tissue stores in hemodialysis patients. Kidney Int 87 : 434-441, 2015

26. Chazot C, Laurent G, Charra B, Blanc C, Van CV, Jean G, Vanel T, Terrat JC, Ruffet M : Malnutrition in long-term haemodialysis survivors. Nephrol Dial Transplant 16 : 61-69, 2001

27. Kalantar-Zadeh K, Block G, Humphreys MH, Kopple JD : Reverse epidemiology of cardiovascular risk factors in maintenance dialysis patients. Kidney Int 63 : 793-808, 2003

28. 日本透析医学会統計調査委員会. 図説　わが国の慢性透析療法の現況（2013 年 12 月 31 日現在）. 東京：日本透析医学会. 2014

29. 西山敏郎, 金田浩：長時間透析研究会指定セッション［ディベート方式］：低血流透析派の主張. 第 9 回長時間 HD 研究会, 2013

30. 久保哲哉, 上薗友輝, 森本和重, 氏福隆一, 畠山岳士, 廣川隆一, 中澤弘貴, 富田耕彬：長時間透析における蛋白結合性尿毒素の除去についての検討. 腎と透析 75 : 113-115, 2013

31. Eloot S, Biesen WV, Dhondt A, de Wynkele HV, Glorieux G, Verdonck P, Vanholder R : Impact of hemodialysis duration on the removal of uremic retention solutes. Kidney Int 73 : 765-770, 2008

32. Babb AL, Popovich RP, Christopher TG, Scribner BH : The genesis of the square meter-hour hypothesis. Trans Amer Soc Artif Int Organs 17 : 81-91, 1971

33. Gotch FA, Sargent JA : A mechanistic analysis of the national cooperative dialysis study (NCDS). Kidney Int 28 : 526-534, 1985

34. Daugirudas JT : Second generation logarithmic estimates of single-pool variable volume Kt/V : an analysis of error. J Am Soc Nephrol 4 : 1205-1213, 1993

35. Sinzato T, Nakai S, Fujita Y, Takai I, Morita H, Nakane K, Maeda K : Determination of Kt/V and protein catabolic rate using pre- and postdialysis blood urea nitrogen concentrations. Nephron 67 : 280-290, 1994

36. 道上敏美：リンの体内分布とその調節. 腎と透析 69 : 149-154, 2010

37. Edelman IS, Leibman J : Anatomy of body water and electrolytes. Am J Med 27 : 256-277, 1959

38. 西山敏郎, 阿部裕也, 水沼博志, 大原真也, 片寄功一, 金田浩：「長時間透析・自由食・低血流」における酸塩基平衡の検討. 第一報—現状分析—. 第 10 回長時間透析研究会　2014

39. 柴田進：臨床生化学診断法. 金芳堂, 京都, 1960

40. 金田史香, 金田浩：「長時間透析＋自由食＋低血流量」治療の効果. 第 20 回在宅血液透析研究会, 2017

41. 日本透析医学会統計調査委員会. 図説　わが国の慢性透析療法の現況（2012 年 12 月 31 日現在）. 東京：日本透析医学会. 2013

42. 日本透析医学会統計調査委員会. 図説　わが国の慢性透析療法の現況（2009 年 12 月 31 日現在）. 東京：日本透析医学会. 2010

43. 日本透析医学会統計調査委員会. 図説　わが国の慢性透析療法の現況（2016 年 12 月 31 日現在）. 東京：日本透析医学会. 2017.

44. Kaneda H, Kaneda F, Shimoyamada K, Sakai S, Takahashi M : Repeated femoral vein puncturing for maintenance haemodialysis vascular access. Nephrol Dial Transplant 18 : 1631-1638, 2003

45. 前澤利光, 星野大吾, 戸田晃央, 村上容子, 日野雅代, 堀越亮子, 齋藤修, 小林弘明：致死的に陥った重症心不全が十分な栄養と長時間透析により改善した 1 症例. 第 10 回長時間透析研究会, 2014

46. 日本透析医学会統計調査委員会. 図説　わが国の慢性透析療法の現況（2015 年 12 月 31 日現在）. 東京：日本透析医学会. 2016

47. Titze J, Machnik A : Sodium sensing in the interstitium and relationship to hypertension. Curr Opin

Nephrol Hypertens 19 : 385-392, 2010

48. Harrison HE, Darrow DC, Yannet H : The total electrolyte content of animals and its probable relation to the distribution of body water. J boil Chem 113 : 515-529, 1936

49. Heer M, Baisch F, Kropp J, Gerzer R, Drummer C : High dietary sodium chloride consumption may not induce body fluid retention in humans. Am J Physiol Renal Physiol 278 : F585-F595, 2000

50. Titze J, Krause H, Hecht H, Dietsch P, Rittweger J, Lang R, Kirsch KA, Hilgers KF. Reduced osmotically inactive Na storage capacity and hypertension in the Dahl model. Am J Physiol Renal Physiol 283 : F 134-F141, 2002

51. Nichols G Jr. Nichols N : The role of bone in sodium metabolism. Metabolism 5 : 438-446, 1956

52. Bergstrom WH : The participation of bone in total body sodium metabolism in the rat. J Clin Invest 34 : 997-1004, 1955

53. Stern TN, Cole VV, Bass AC, Overmn RR : Dynamic aspects of sodium metabolism in experimental adrenal insufficiency using radioactive sodium. Am J Physiol 164 : 437-449, 1951

54. White HL, Rolf D : Whole tissue electrolyte analyses in normal and adrenalectomized rats. Am J Physiol 180:287-295, 1955

55. Darrow DC : Changes in muscle composition in alkalosis. J Clin Invest 25 : 324-330, 1946

56. Gamble JL, Wallace WM, Ellel L, Holliday MA, Cuschman M, Appleton AB, Shenberg A, Piotti J : Effects of large loads of electrolytes. Pediatrics 7 : 305-320, 1951

57. Dahl LK, Schackow E : Effects of chronic excess salt ingestion : Experimental hypertension in the rat. Canad Med Ass J 90 : 155-160, 1964

58. Dahl LK, Heine M, Thompson K : Genetic influence of the kidneys on blood pressure. Evidence from chronic renal homografts in rats with opposite predispositions to hypertension. Circ Res 34 : 94-101, 1974

59. Titze J, Lang R, Hies C, Schawind KH, Kirsch KA, Dietsch P, Luft FC, Hilgers KF : Osmotically inactive skin Na^+ storage in rats. Am J Physiol Renal Physiol 285 : F 1108-F1117, 2003

60. Titze J : Water-free Na retention : interaction with hypertension and tissue hydration. Blood Purif 26 : 95-99, 2008

61. Linz P, Santoro D, Renz W, Rieger J, Ruehle A, Ruff J, Deimling M, Rakova N, Muller DN, Luft FC, Titze J, Niendorf T. Skin sodium measured with [23]Na MRI at 7.0 T. NMR Biomed 28 (1) : 54-62, 2015

62. Hofmeister LH, Perisic S, Titze J : Tissue sodium storage : evidence for kidney-like extrarenal counter-current systems? Pflugers Arch 467 : 551-558, 2015

63. Matusoka H, Kimura G, Sanai T, Kojima S, Kawano Y, Imanishi M, Kuramochi M, Omae T : Normalization of increased sodium sensitivity by maintenance hemodialysis. Am J H 3 : 628-631, 1990

■ 謝　辞

　2001 年に第 1 集を出版しました。それから，19 年後の 2019 年に第 5 集を出版することになりました。

　この 19 年間，ここまで私を導いて頂いた多くの方々にお礼を申しあげたいと思います。

　まず，3 名の私の恩師（医師）の方々です。

　虎の門病院の三村信英先生（故人）と東北大学名誉教授の吉永　馨先生およびフランスのタサン透析センターのバーナード・シャラ医師の 3 名の医師です。

　次に，5 年前から共同研究をお願いしています名古屋大学腎臓内科教授の丸山彰一先生の合計 4 名の医師の方々です。

　三村信英先生には「父親の如く臨床医師としてのイロハ」を教えて頂きました。さらに，"never give up" の精神を叩き込まれました。また，この治療法を日本で最初に評価して頂きました。誰からも評価されていなかったこの治療法を今日まで粘り強く頑張れた大きな理由は，三村信英先生の誰よりも最初の評価があったからです。

　吉永　馨先生には「医師としての世界観と英語と日本語の表現方法」を教えて頂きました。今回も，推薦の文章をお寄せ頂きました。過分の評価に身が引き締まる思いです。

　実は，本論文も吉永　馨先生に何度も校正をお願いし，4 年間以上を費やして，やっと出版の運びにこぎつけました。

　時には "突き離し・時には励まし"，私を気長に指導して頂きました。本論文は吉永　馨先生のご指導の賜物です。

　バーナード・シャラ医師には "リヨンや日本" で，時にはワインを飲みながら「スクリブナー医師の人となりや native な英論文の書き方，さらには食塩説の歴史や理念」について教えて頂きました。「Lag phenomenon」について，リヨンでの筆者に対する "個人講義" は忘れられません。

　丸山彰一先生とは最近のお付き合いになりますが，大変フランクな先生で，学閥や立場を超え一臨床医の私に何の垣根もなく，私の開発した治療法を評価して頂きました。

　丸山彰一先生の大学院の先生方と一緒に患者を診療するまでになりました。さらに，最近は，丸山彰一教授と大学院の先生方によりこの治療方法の成果が国際学会で

次々と報告されています。

　この新しい治療法を発展させ，世界に認知させて頂けるのではないかと大いに期待しています。また，推薦のお言葉をお願いしましたところ快く引き受けて頂き感謝申し上げます。

　このように，4人の先生方には，言葉に言い尽くせない程の深い恩を感じています。

　次に，私と時間を共に過ごした「透析患者さん」と「仲間の医療職員」の方々です。

　医師としての約56年間に，多くの患者さんや仲間の医療職員との出会いと別れがありました。これらの多くの患者さんや仲間の協力のお蔭で，「仮説の提案と実践」が可能になりました。感謝申し上げます。

　また，透析患者の立場で数冊の透析関連の本を上梓されている堀澤毅雄様には，本論文の対象とすべき読者について貴重なご意見を頂き感謝申し上げます。

　最後に，この19年間の長い間，私の研究を暖かく見守り，論文の発表の機会を与えて頂いた，東京医学社社長の蒲原一夫様に感謝申し上げます。

2019年吉日

かもめクリニック

金　田　　浩

21世紀の慢性透析治療法を革命しよう 第5集
目で見て判る「長時間透析と自由食」

定　価	本体1,500円＋税
発　行	2019年7月5日　第1刷発行
著　者	金田　浩
発行者	株式会社 東京医学社
	代表取締役 蒲原 一夫
	〒101-0051　東京都千代田区神田神保町2-40-5
	編集部　TEL 03-3237-9114　販売部　TEL 03-3265-3551
	URL：https://www.tokyo-igakusha.co.jp　E-mail：info@tokyo-igakusha.co.jp

制作・デザイン　自然科学社
印刷・製本　三報社印刷

本書に掲載する著作物の複製権・翻訳権・上映権・譲渡権・公衆送信権（送信可能化権を含む）は（株）東京医学社が保有します。
ISBN 978-4-88563-710-0
乱丁，落丁などがございましたら，お取り替えいたします。
正誤表を作成した場合はホームページに掲載します。